20 MINUTOS E EMAGREÇA!

DR. WILSON RONDÓ JR.

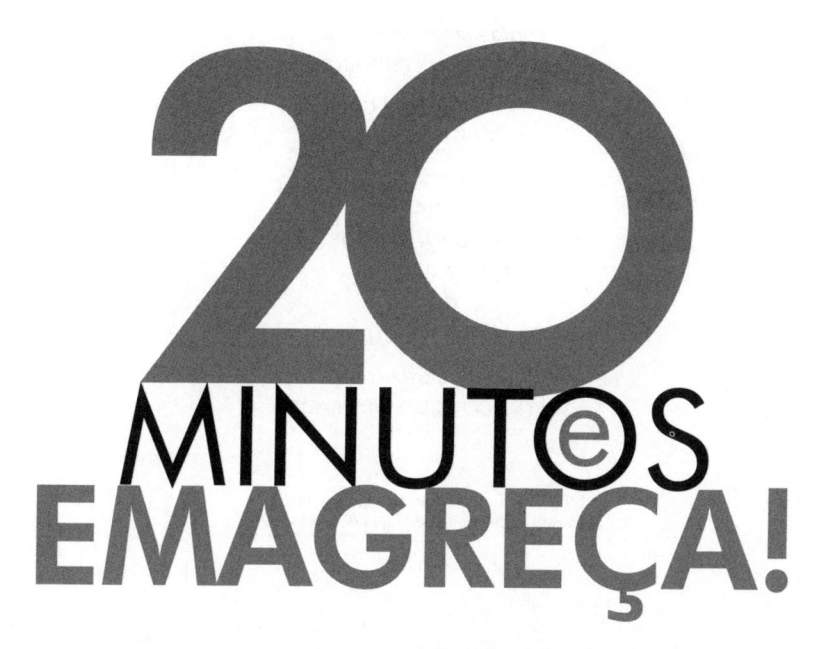

20 MINUTOS E EMAGREÇA!

PARA ATLETAS E NÃO ATLETAS DE TODAS AS IDADES!

SÃO PAULO
2013

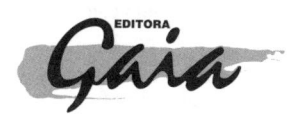

EDITORA
Gaia

© Wilson Rondó Jr., 2012

1ª Edição, Editora Gaia, São Paulo 2013

Diretor Editorial
JEFFERSON L. ALVES

Diretor de Marketing
RICHARD A. ALVES

Gerente de Produção
FLÁVIO SAMUEL

Coordenadora Editorial
SANDRA REGINA FERNANDES

Assistente Editorial
ANITA DEAK

Revisão
ANA CRISTINA TEIXEIRA
ALEXANDRA RESENDE
FLAVIA BAGGIO

Capa
FELICI DESIGN

Projeto Gráfico
EVELYN RODRIGUES DO PRADO

CIP-BRASIL. Catalogação na publicação
Sindicato Nacional dos Editores de Livros, RJ

R681v

Rondó Júnior, Wilson
20 minutos e emagreça! / Wilson Rondó Jr. – 1. ed. – São Paulo : Gaia, 2013.

ISBN 978-85-7555-374-9

1. Saúde – Aspectos nutricionais. 2. Exercícios físicos. 3. Hábitos alimentares. 4. Hábitos de saúde. I. Título.

13-03216   CDD: 612.3
                                CDU: 612.3

Direitos Reservados
EDITORA GAIA LTDA.
(pertence ao grupo Global Editora
e Distribuidora Ltda.)

Rua Pirapitingui, 111-A – Liberdade
CEP 01508-020 – São Paulo – SP
Tel: (11) 3277-7999 / Fax: (11) 3277-8141
e-mail: gaia@editoragaia.com.br
www.editoragaia.com.br

Obra atualizada conforme o
Novo Acordo Ortográfico da Língua Portuguesa

Colabore com a produção científica e cultural.
Proibida a reprodução total ou parcial desta obra sem a autorização do editor.
Nº de Catálogo: **3522**

Ao meu filho Pietro, pela paixão que tem
por atividades físicas, e a todos que,
atletas ou não, praticam exercícios como
uma das prioridades para a conquista
e a manutenção da saúde.

Agradecimentos

Aos pacientes que respeitaram e estimularam meu trabalho, a quem devo a certeza da necessidade deste livro para divulgar cada vez mais a importância das atividades físicas na construção de uma vida saudável.

À minha assistente Susy Mary Ezaki Alves, por sua constante colaboração na elaboração dos textos e apoio aos pacientes.

À equipe da W. Rondó Medical Center, um laboratório vivo dos princípios contidos neste livro.

À minha treinadora e orientadora física Beatriz Bertane, Bi--campeã Mundial Master de Natação, por sua constante e inestimável colaboração no sentido de me manter fisicamente em forma.

O objetivo deste livro não é incentivar a automedicação. Ao contrário, acho fundamental que os procedimentos e substâncias aqui sugeridos e comentados recebam sempre o aval de um profissional especializado. Contudo, se você, leitor, for levado a refletir sobre as relações de atividade física e saúde, ainda que superficialmente, meu objetivo será plenamente atingido.

Sumário

Prefácio **15**

Apresentação **17**

Revolução no condicionamento **21**

    Exercício como remédio 21
    A importância do hormônio do crescimento 22
    Benefícios do hormônio do crescimento 23
    Como liberar mais HgH 23
    HgH e as fibras super-rápidas 24

O treino supra-aeróbico **27**

    Resultados únicos 27
    Diferencial: intensidade 28
    Exercícios de longa e curta duração 29
    Novas bases de exercício indutor de HgH 31
    Hora de liberação de HgH 31
    Critério para o exercício 32
    Benefícios do treino 33
    Como funciona 33
    Falta de aparelhos não é desculpa 35
    O ponto máximo pode ser alcançado aos poucos 35
    Respeito ao corpo estimula ao limite a liberação de HgH 36
    Supra-aeróbico e envelhecimento 36
    Agregar, não excluir 37

O que você ainda precisa saber **39**

    Exercício e radicais livres 39
    Intensidade e risco de morte 40
    Perigo para maratonistas 41
    Exercícios de longa duração (aeróbicos) 42
    Injeções para rejuvenescer 43
    Dosagem de HgH 44

Rejuvenescimento imunológico 44
Aumento da expectativa de vida 45
Biologia não é destino 46

Testes de necessidade de HgH **47**

Sintomas importantes 47
Teste rápido 49

Whey Protein **53**

Nem todo *whey* é igual 53
Whey de gado alimentado a pasto é melhor 54
Propriedades de um *whey* de qualidade 54
Fonte exclusiva de imunopeptídeo glutamilcisteína 55
Cisteína do *whey* e boa forma 56
Carência de cisteína 56
Suporte imunológico 57
Liberação rápida de nutrientes 57
Como escolher um *whey* de qualidade 57
Primos pobres do *whey* 58

Ativando o mecanismo de crescimento muscular **61**

Sinalizador de respeito 61
Janela de oportunidade 62

O que mostram as últimas pesquisas **63**

Como o exercício muda nossa bioquímica 63
Supra-aeróbico e doença cardíaca 64
Corredores de maratona 64
Zona de queima de gordura 65
Fontes de energia 65
Queimar nove vezes mais gordura em menos tempo 67
Benefícios para o metabolismo 68
Supra-aeróbico e síndrome metabólica 69
Supra-aeróbico e idosos 70
Gêmeas idênticas em confronto 70
Escolha fácil 71

O importante controle da glicemia 73

Glicemia e mTOR 73
Altos índices de insulina 74
Como o alto índice glicêmico afeta os músculos 74
Equilíbrio entre insulina e HgH 75

Ação integrada dos nutrientes 77

O papel das vitaminas e dos minerais 77
Time afiado 77
O que compõe uma nutrição de qualidade 78
Combustíveis musculares de *short term* e *long term* 78
Suplementos nutricionais 79
Ômega 3 e ômega 6: essenciais 79
Decisões importantes 80

Hormônios esteroides 81

Testosterona e estrógeno 81
Conversão de testosterona em estrógeno 81
Testosterona e o máximo de efeito anabólico 82
Aromatização: o pesadelo do homem 82
Excesso de estrógeno no ambiente e os alimentos 83
Hiperfeminilização no mundo 84
Insulin-Like Growth Factor 1 (IGF1) 84
O papel da insulina no ganho muscular e na queima de gordura ..85

Vitaminas 87

Vitaminas lipossolúveis 87
Betacaroteno (pró-vitamina A) 87
CoQ_{10} (Ubiquinona) 88
Vitamina A (retinol) 92
Vitamina D (colecalciferol) 92
Vitamina E (alfatocoferol) 93
Astaxantina 94
Vitamina K 94

Vitaminas hidrossolúveis 98

Vitamina C (ácido ascórbico) 98
Vitamina B1 (tiamina) 99
Vitamina B2 (riboflavina) 99
Vitamina B3 (niacina) 99
Vitamina B5 (ácido pantotênico) 100
Vitamina B6 (piridoxina) 100
Vitamina B12 (cobalamina) 100
Folato (ácido fólico) 101
Biotina 101
Complexo B 101

Minerais 103

Cálcio (CA^{++}) 103
Magnésio (Mg^{++}) 103
Potássio (K^+) 104
Sódio (Na^+) 104
Fósforo (P) 105
Zinco (Zu^{++}) 105
Ferro (Fe^{++} ou Fe^{+++}) 106
Manganês (Mn^{++}) 106
Cobre (Cu^{++}) 107
Iodo 107
Cromo (Cr^{+++}) 107
Selênio (Se) 108

Aminoácidos 109

Essenciais e não essenciais 109
Terapia com aminoácidos 110
BCAA (essencial) 110
Leucina (essencial) 112
Carnosina (não essencial) 114
Alanina (não essencial) 114
L carnitina (não essencial) 114
Arginina (essencial) 116
Ornitina (não essencial) 117
Ornitina Alfa Ketoglutarato (OKG) (não essencial) 118
L-lisina (essencial) 118
Glutamina (essencial) 119

L-Glicina (não essencial) 120
Associação de aminoácidos: um plus na potência 121
Proteína do soro (*whey protein*) 122
Creatina 122

Ergogênicos **127**

Octacosonal 127
Triglicérides de Cadeia Média (TCM) 127
Piruvato (ácido pirúvico) 128
Ginseng coreano (*Panax ginseng*) 129
Ginseng siberiano (*Eleuthrococcus senticosus*) 129
Guaraná (*Paulinea cupana*) 130
Adenosina Trifosfato (ATP) 131
Ácido Ferrúlico (*Gama oryzanol*) 131

Exames especiais **133**

Atividade antioxidante no plasma 133
Análise de aminoácidos 133

Referências **135**

Prefácio

Hoje em dia, ninguém discute que, para ter saúde e qualidade de vida, a prática de exercícios físicos regulares é essencial. A questão é: Quando? Como? Quanto? Para muitos, a falta de tempo é a principal dificuldade. Outros até se exercitam, mas não conseguem manter a assiduidade. O sedentarismo – um dos principais fatores de risco para a aterosclerose (placas de gordura que obstruem a circulação sanguínea) – ganha, então, espaço.

Neste livro, o consagrado médico Wilson Rondó Jr. propõe uma rotina possível na correria da vida moderna. São 20 minutos de exercícios físicos intensos, três vezes por semana, para combater o sedentarismo em qualquer idade. Além de falar das modalidades de esporte, ele traz informações valiosas, como dicas de suplementos e vitaminas. E traduz para leigos informações que muitos médicos e profissionais do esporte ainda desconhecem.

Ainda que o ritmo da medicina seja rápido – uma informação que é útil hoje pode não o ser amanhã –, há verdades atemporais. A atividade física como um antídoto simples contra doenças é uma delas. Nas próximas páginas, você terá acesso a informações claras e riqueza de dados. Por isso, "enjoy", ou seja, aproveite a leitura, discuta, entenda e, principalmente, MEXA-SE!

Dr. Nabil Ghorayeb
Especialista em Cardiologia e Medicina do Esporte
Doutor em Cardiologia pela FMUSP, pós-doc IDPC/USP
Diretor científico DERC Sociedade Brasileira de Cardiologia
Fellow European Society of Cardiology
Editor da Diretriz em Cardiologia do Esporte e do Exercício
www.euatleta.com
www.cardioesporte.com.br

Apresentação

Um programa de condicionamento físico que funcione de fato e se encaixe no tempo curto de um corrido dia a dia já é possível. Há incontáveis pesquisas confirmando o sucesso de um treino para queimar gordura, ganhar músculos e melhorar a saúde como um todo, com apenas 20 minutos de exercícios, 3 vezes por semana!

O programa foi pesquisado e testado há alguns anos, nos Estados Unidos, com resultados surpreendentes. Muito simples, ele toma como base a atividade física realizada por nossos remotos ancestrais, humanos que viviam em cavernas, perfeitamente adaptados ao ambiente da época. A vida era brutal e curta, devido à existência dos predadores em abundância, à alta taxa de mortalidade e a doenças infecciosas. Os humanos não se exercitavam até cansar para criar músculos, ficar mais fortes e competir pela caça com outros animais. Não corriam maratonas. Não faziam *jogging* e, mesmo assim, mantinham seus corpos magros e musculosos.

Acredita-se que os humanos daquela época praticavam exercícios intensos por curtos períodos de tempo, seguidos de descanso e recuperação, numa atividade natural ditada pelas necessidades da vida. Seus corpos eram exigidos na hora da caça, por exemplo, ou quando precisavam fugir de predadores para não se transformarem, eles próprios, em parte da cadeia alimentar. Treinados na academia da natureza, seus corações, músculos e pulmões, quando necessário, trabalhavam ao máximo sem maiores problemas.

Somos herdeiros desse modo de vida, dominada por exercícios intensos, curtos, seguidos de descanso. Nossos ancestrais agiam como determinados animais que, ainda hoje, nos dão muitas lições de como ganhar energia, criar e manter músculos com esse tipo de atividade física. Basta lembrar como os leões se comportam: passam a maior parte do dia letárgicos até a hora da caça. Neste momento, pode-se assistir a um grande espetáculo de energia, força e músculos poderosos. Saciada a fome, voltam ao repouso e assim permanecem até a próxima investida. Esse tipo de exercício é exatamente o oposto do que muitos gurus de *fitness* nos indicam.

Nós, homens e mulheres modernos, não enfrentamos os mesmos desafios dos nossos ancestrais, não treinamos nosso corpo para atingir o máximo possível de eficiência muscular, pulmonar e cardíaca. Nosso mundo apresenta elevadas taxas de indivíduos inativos com todas as mazelas que isso traz: obesidade, peso excessivo, diabetes, problemas cardíacos e pulmonares, envelhecimento precoce. Na tentativa de reverter esse processo ingrato, as pessoas se entregam a exercícios cardiovasculares, como corridas e levantamento de peso. São exercícios resistidos, antinaturais e muito pouco eficientes, como você verá neste livro.

A história nos fez herdeiros genéticos desses ancestrais. Nossos genes guardam o tipo de movimento e o esforço máximo de que precisamos para sobreviver e estar em forma. Músculos, ossos e sistema orgânico são reflexos desse modelo genético capaz de produzir:

- maior capacidade pulmonar;
- alta velocidade de queima de gordura;
- capacidade de reserva cardíaca;
- alta taxa metabólica;
- sensibilidade ao aumento de insulina;
- músculos e ossos fortes;
- melhora da função sexual.

Só precisamos recondicionar nosso corpo para usufruir desses benefícios. A chave para isso é uma atividade física que chamo de supra-aeróbica – associada ou não a outras atividades –, e que consiste em explosões curtas de alta intensidade intercaladas com períodos de recuperação.

Somente esse tipo de exercício apresenta altos índices de produção natural de hormônio do crescimento (HgH), de vital importância, pois esse hormônio é o catalizador de todo o processo.

Apoiado em pesquisas, afirmo: o treino supra-aeróbico de alta intensidade pode ser realizado por atletas profissionais ou amadores de ambos os sexos, sendo seguro e especialmente benéfico para idosos.

Se esse é o tipo de condicionamento físico que você buscava, prepare-se para uma nova vida.

Revolução no condicionamento

A ciência do exercício está evoluindo constantemente, trazendo novos dados sobre a atividade física e seus benefícios para a saúde e como devemos nos exercitar de modo mais eficiente para maximizar os resultados.

Exercício como remédio

A ciência nos mostra que o exercício nada mais é do que uma medicação para ser corretamente prescrita. Com isso, e com o tempo de prática, é possível inclusive dispensar alguns dos remédios mais comuns utilizados para problemas como diabetes, doença cardíaca e depressão. Sob a orientação de um médico familiarizado com formas naturais de tratamento, essas enfermidades serão amenizadas com o exercício.

A descoberta de que é possível aumentar naturalmente o HgH com exercícios específicos vai revolucionar a saúde e o condicionamento físico. Não apenas pelos benefícios de queimar calorias, mas também pelo aumento da liberação natural de HgH pelo corpo, com todas as vantagens que isso representa.

A liberação natural de HgH não gera preocupação quanto a potenciais riscos de saúde, porém não é possível dizer o mesmo sobre injeções desse hormônio, que precisam de indispensável acompanhamento médico.

Com um plano de condicionamento correto, que possibilite o aumento do HgH naturalmente, pode-se melhorar o condicionamento físico, a saúde, ganhar mais energia e rejuvenescer. E não é para menos: todo o pacote inclui eliminar gordura corporal, medidas, peso, tonificar e aumentar músculos e se sentir o máximo!

O objetivo deste livro é mostrar as opções que estão ao nosso alcance, isoladas ou em associação, para atingir um novo nível de saúde, condicionamento e aparência. De qualquer forma, é fundamental começar com uma consulta médica e expor o que se deseja, antes de começar qualquer programa de condicionamento.

A IMPORTÂNCIA DO HORMÔNIO DO CRESCIMENTO

Descobertas recentes sobre hormônios, particularmente o hormônio do crescimento (HgH), estão mudando o pensamento de cientistas sobre saúde, condicionamento físico, performance atlética e envelhecimento. E isso não é uma surpresa.

Há muitos anos, crianças com distúrbios severos de crescimento são tratadas com HgH de modo efetivo, tornando-se mais altas e fortes. E, recentemente, pesquisas vêm apontando o grande benefício da suplementação dessa substância para atletas profissionais e amadores de qualquer idade. E mais: sua eficiência está provada em tratamentos de pacientes em centros médicos de rejuvenescimento e de adultos de meia-idade à procura de modos mais rápidos e efetivos de perder peso, mantê-lo sob controle e resgatar a energia da juventude.

Entretanto, o HgH não faz adultos crescerem, mas o hormônio atua em outros aspectos da saúde de modo bastante expressivo.

• Injeções de hormônio do crescimento podem aumentar a performance atlética. E, por esse motivo, seu uso foi banido em competições, pois as injeções podem reduzir 14% da gordura corporal e aumentar 8% da massa muscular magra.

• Centros de antienvelhecimento usam HgH injetável como fonte da juventude e os resultados podem ser considerados miraculosos. Pesquisas médicas comprovam: ao injetar hormônio do crescimento em adultos, constataram-se casos em que a reversão de efeitos do envelhecimento equivaliam a 10, 20 anos.

- Alguns pesquisadores já consideram seu uso contra os sintomas da menopausa, como a desaceleração metabólica e o consequente ganho de peso da meia-idade.
- A boa notícia: o corpo tem condições de aumentar a produção do HgH e, assim, não depender de injeções.

Benefícios do hormônio do crescimento

- Aumenta em 8,8% a massa muscular após seis meses de uso, mesmo sem exercício.
- Reduz em média 14,4% o tecido gorduroso, após seis meses de uso, mesmo sem se fazer dieta.
- Eleva o nível energético.
- Melhora o desempenho sexual.
- Melhora as funções cardíacas.
- Aumenta a performance no exercício.
- Melhora as funções renais.
- Diminui a pressão arterial.
- Reduz o LDL colesterol e eleva o HDL.
- Fortalece os ossos.
- Acelera cicatrizações.
- Estimula o crescimento de cabelos.
- Atenua rugas.
- Reduz celulite.
- Melhora a visão.
- Melhora o humor.
- Melhora a memória.
- Melhora a qualidade do sono.
- Recupera o tamanho de órgãos, como coração, fígado, baço e rins.

Como liberar mais HgH

Dormir bem é fundamental como estratégia para a liberação de HgH: a maior liberação de HgH ocorre durante a primeira fase do sono profundo, cerca de 2h após adormecer. Na medida em que envelhecemos, a qualidade do sono piora, o que também compromete essa liberação hormonal e seus benefícios. Mas é possível elevar o hormônio de crescimento no organismo de três maneiras:

1. com atividade física específica – supra-aeróbica;
2. com o uso de precursores de HgH;
3. com injeções de HgH.

Muitas pessoas correm atrás de injeções do hormônio, desejando beber dessa fonte da juventude. Mas é preciso critério nesta escolha, ainda mais quando é possível conseguir benefícios do HgH naturalmente.

HgH E AS FIBRAS SUPER-RÁPIDAS

Para entender o processo do hormônio, é preciso saber que temos três tipos de fibras musculares: lentas, rápidas e super-rápidas. No entanto, apenas uma, a super-rápida, é responsável pela produção de HgH, que é a chave da força, da saúde e da longevidade.

De acordo com Phill Campbell, guru do condicionamento físico, é necessário trabalhar todas as fibras musculares e os processos metabólicos para alcançar o máximo de benefícios cardiovasculares com o exercício.

Os três tipos diferentes de fibras musculares são:

• Fibras lentas – são as fibras que formam músculos vermelhos cheios de capilares e mitocôndrias, que recebem bastante oxigênio.

• Fibras rápidas – também formam os músculos vermelhos que se oxigenam rapidamente, cerca de cinco vezes mais rápido que as fibras lentas, normalmente usadas nas atividades físicas de força.

• Fibras super-rápidas – são as brancas e contêm menos oxigênio e menos mitocôndrias. São usadas na atividade supra-aeróbica, de explosão curta de alta intensidade. Chegam a ser dez vezes mais rápidas do que as fibras lentas. E essa é a chave para produzir hormônio do crescimento.

Os processos metabólicos do coração são dois:

- Aeróbico, que requer oxigênio.
- Anaeróbico, que não requer oxigênio.

Normalmente, as formas atuais de exercício não usam o processo anaeróbico do coração e não envolvem fibras musculares rápidas. Os treinos de condicionamento aeróbico e cardio, por exemplo, trabalham no processo metabólico aeróbico. E eles usam quase exclusivamente fibras musculares lentas.

Entretanto, exercício intervalado de alta intensidade, como o supra-aeróbico, trabalha tanto o processo aeróbico como o anaeróbico, e fortalece as cruciais fibras rápidas, fazendo um ótimo condicionamento da musculatura cardíaca.

O treino supra-aeróbico

Conhecido também como exercício anaeróbico de explosão curta, programa de treinamento em oito tiros ou picos, ou, ainda, treino curto e intenso.

Resultados únicos

O *supra aerobic workout* foi criado e desenvolvido por Phill Campbell. Eu gosto de chamá-lo de *supra-aeróbico*. É um condicionamento tão efetivo que seus benefícios superam, e muito, os de exercícios aeróbicos, como correr, andar em esteira ou treinar com *eliptical* por uma hora. Na verdade, nenhum outro treino oferece os mesmos resultados.

Tenho acompanhado inúmeras pesquisas sobre o assunto, fiz as minhas próprias e posso afirmar: exercícios intensos, que trabalham fibras musculares super-rápidas, conseguem aumentar a produção do hormônio do crescimento pelo organismo, com todas as vantagens que eles proporcionam.

O supra-aeróbico é uma sessão de trabalho que inclui muito mais do que treinamento cardio típico. São 30 segundos de intensa atividade aeróbica intercalados com 90 segundos de diminuição de intensidade e recuperação. O total de ciclos é apenas oito, o que pode ser feito em 20 minutos de treino. E bastam três sessões por semana para colher resultados. É um mínimo de exercícios para um máximo de benefícios.

Uma das maiores razões para se usar essa técnica de condicionamento é que ela aumenta a produção natural do hormônio do crescimento (HgH), que faz mágicas pela saúde, sem efeitos colaterais negativos.

Durante o pico do exercício, também chamado de explosão, há um aumento da frequência cardíaca acima da capacidade aeróbica normal do indivíduo, chegando ao limite máximo da intensidade que ele pode suportar naquele momento.

Apropriado e seguro, mesmo para iniciantes, esse tipo de condicionamento cria novos capilares e torna pulmões e coração fortes. Há benefícios também para músculos, já que o supra-aeróbico aumenta a quantidade de mitocôndrias celulares, responsáveis pela geração de energia celular.

Sem sufoco – Apesar da intensidade do treinamento em oito tiros, não se assuste. Você não ficará sem ar. O treino tem como objetivo básico fazer com que, a cada explosão, você atinja rapidamente o estágio de quase absoluta falta de ar e de cansaço para, em seguida, relaxar. Em outras palavras, significa apenas que é realizado em oito explosões de esforço máximo. O treino completo dura cerca de 20 minutos, um achado para os tempos atuais, sobretudo para quem vive nas grandes cidades, onde o tempo vale ouro.

A maioria dos planos de exercícios de condicionamento físico não segue essa modalidade, a mais efetiva para aumentar a musculatura e queimar gorduras, graças à liberação do hormônio do crescimento, algo que o exercício de baixa intensidade não faz! Portanto, é absolutamente essencial liberar esse hormônio durante os exercícios, pois é a base de sustentação do treino.

O treinamento pode ser feito em piscina, esteira, bicicleta ergométrica ou caminhando. Há sempre uma maneira de realizar o programa com sucesso.

Diferencial: intensidade

Por muitas décadas, seguimos o modelo recomendado por especialistas: bastavam 30 minutos de exercícios aeróbicos por dia para nos mantermos em forma. Segundo eles, essa prática evitaria morte prematura e doença cardíaca. Atualmente, os pesquisadores discordam.

Um estudo envolvendo 2 mil homens, acompanhados por mais de 10 anos, destruiu o modelo anterior e comprovou que exercícios de baixa intensidade não previnem morte por doença cardíaca.

Inicialmente, nenhum dos homens tinha qualquer evidência de problemas cardíacos. Os exercícios eram feitos e seus resultados avaliados em três níveis de intensidade: baixa, moderada e alta. Os exercícios de baixa intensidade incluíam caminhada e boliche. E golfe e dança eram os de moderada intensidade. Corrida e natação, de alta intensidade.

Durante os mais de 10 anos de acompanhamento, dos 2 mil homens, 252 morreram, sendo 75% relacionadas com doença cardíaca e derrame. Mortes por câncer somavam 25%.

Conclusão: exercícios de baixa intensidade, como caminhar 30 minutos cinco vezes por semana, não foram suficientes para prevenir a morte prematura por doença cardíaca. Exercícios de média intensidade também falharam. Somente os de alta intensidade diminuíram a taxa de mortalidade.

EXERCÍCIOS DE LONGA E CURTA DURAÇÃO

De longa duração – Esse tipo de treino induz o corpo a estocar gordura, pois é como ele se adapta à atividade. Assim, quem parar sua rotina de exercício cardio ganhará mais peso, e com rapidez, pois é a forma mais comum de o corpo produzir gordura extra.

Sob outro aspecto, deve-se considerar ainda que muitos deixam de fazer exercício cardio por falta de tempo, desânimo ou problemas como degeneração nas articulações – o cardio não é uma atividade natural. Insistir em um treino não natural costuma deixar sequelas. Na meia-idade, ou mais à frente, os efeitos negativos do envelhecimento serão acelerados. Haverá diminuição da capacidade pulmonar, redução dos níveis de testosterona e do hormônio do crescimento, aumento do destrutivo cortisol, enfraquecimento ósseo, diminuição da musculatura, da massa e da resistência dos órgãos.

Curto e intenso – Um treino como o de oito tiros aumenta a produção do hormônio do crescimento, e daí surgem todas as vantagens que fazem esse tipo de treino melhor do que o de longa duração. Pesquisadores da Universidade de Loughborough, em Leicestershire, na Inglaterra, observaram que, em média, os atletas de tiros apresentavam três vezes mais hormônio do crescimento do que os de resistência.

O ponto mais importante, porém, e que não foi lembrado na pesquisa, é que as maiores e mais importantes mudanças ocorrem depois do exercício e não durante. Após o treino, enquanto descansa, o corpo continuará realizando mudanças importantes, que irão afetar seu metabolismo por alguns dias.

O que precisa ser feito durante o treino é estimular a resposta adaptativa do organismo ao que ele necessita, como reduzir a necessidade por gordura ou aumentar a capacidade de reserva cardíaca.

COMPARAÇÕES	
Exercício supra-aeróbico de curta duração	Exercício aeróbico de longa duração
Reduz taxas de mortalidade por problemas cardíacos.	Exige muita força de vontade para ser adotado e continuar ao longo do tempo.
Ensina o corpo a queimar gordura e criar músculo.	Ensina o corpo a queimar massa muscular.
Aumenta a capacidade pulmonar.	Reduz a capacidade pulmonar.
Melhora as características sexuais secundárias, criando uma figura atrativa.	Atua sobre as características sexuais secundárias, reduzindo ombros nos homens e tecido mamário nas mulheres.
Aumenta o nível de energia de modo geral.	Diminui o nível de energia de modo geral.
Exige apenas 12 a 20 minutos de treino, 3 a 4 vezes semana.	Exige de 60 a 90 minutos de atividade, 5 vezes por semana.
Fácil de adotar e seguir.	

NOVAS BASES DE EXERCÍCIO INDUTOR DE HgH

Em 2002, um estudo comparou a produção do hormônio do crescimento por meio de exercícios supra-aeróbicos. As pessoas foram avaliadas em três situações diferentes:

- descansando (para tomar como base);
- após exercícios supra-aeróbicos de explosão por 6 segundos;
- após exercícios supra-aeróbicos de explosão por 30 segundos.

Resultados

a) Os exercícios de 6 segundos apenas alteraram discretamente a produção do hormônio de crescimento.

b) Os de 30 segundos proporcionaram um aumento de 530% acima da taxa basal e de 450% acima dos de baixa intensidade.

c) Conclusão: é possível aumentar o hormônio do crescimento mais de 530% com esse tipo de exercício.

Esse estudo também mediu o hormônio do crescimento por horas, após os exercícios, a fim de verificar por quanto tempo permanecia elevado nos participantes. E confirmou os dados anteriores: o HgH chega a circular no corpo por 3 horas após o término do exercício.

HORA DE LIBERAÇÃO DO HgH

Ao final dos 20 minutos do exercício de alta intensidade, o corpo terá produzido significativo aumento de HgH, que continuará aumentando depois do exercício, atingindo seu pico 1 hora após o término da atividade física. Um estudo mostrou que o HgH permanece elevado por cerca de 3 horas após o treino. Em outras palavras, haverá 3 horas de aumento na queima de gordura sempre que esse exercício for feito, bastando ter cuidado em não inibir a liberação do HgH. Para isso, veja o que fazer antes, durante e depois do treino.

a) Antes do treino
- 2 g de L-glutamina ajudam a estimular a liberação de HgH.
- Consumir algum carboidrato eleva a intensidade do exercício.

b) Durante o treino
- Beber bastante água.

c) Após o treino
- Evitar o consumo de açúcar ou carboidrato de alto índice glicêmico nas 2 horas seguintes ao treino, pois o verdadeiro momento de queima de gordura e geração de músculo ocorre nesta fase.
- Consumir cerca de 25 g de proteína, pois neste momento cresce a demanda por proteína no organismo. Isso contribuirá para aumentar e tonificar os músculos.
- Essa proteína pode ser em pó, como *Whey Protein*. Na maioria dos casos, bastam cerca de 25 g.
- Outras sugestões: peixe, frango, carne vermelha e ovos.

CRITÉRIO PARA O EXERCÍCIO

Outra grande vantagem do supra-aeróbico é que não se perde muito tempo em ginástica nem é necessário correr por horas. É feito em apenas 20 minutos. Uma beleza, não é?

Porém, calma! Nem por isso você deve mudar imediatamente sua rotina de exercícios. Embora o supra-aeróbico seja a forma mais produtiva para liberar o HgH, pode ser também bastante perigoso, e deve ser adotado com critério. É fundamental uma avaliação médica antes de começar qualquer programa de condicionamento, especialmente de alta intensidade como este.

Atletas, mesmo jovens, não devem dispensar o aquecimento. Precisam ser cuidadosos e aumentar o nível do exercício progressivamente, para evitar lesões.

Adultos podem adicionar o condicionamento supra-aeróbico aos programas de treinamento que estão desenvolvendo, mas convém avançar lentamente.

O treinamento cardio, o mais usado pelas academias, é benéfico para queimar calorias e dar resistência de base. Na verdade, é elemento-chave de todo plano bem elaborado de condicionamento, incluindo o de exercícios supra-aeróbicos de explosão. Entretanto, é no exercício supra-aeróbico que superamos os resultados de queima de calorias do cardio, graças ao mais poderoso consumidor de gordura conhecido pela ciência atual: o exercício indutor de liberação de hormônio de crescimento.

Porém, não aconselho deixar de lado o treinamento cardio, e sim adicioná-lo aos exercícios supra-aeróbicos.

Benefícios do treino

A prática desse tipo de exercício por 20 minutos, três vezes por semana, traz muitos benefícios, entre eles:

- diminui a gordura corpórea;
- melhora o tônus muscular;
- firma a pele e reduz rugas;
- aumenta a energia e o desejo sexual;
- melhora a velocidade e a performance atlética;
- permite que se atinja o condicionamento físico desejado mais rapidamente.

Como funciona

A meta é estimular o ritmo cardíaco na zona de treinamento por 30 segundos e, a seguir, se recuperar lentamente por 90 segundos. E deve-se começar após um aquecimento de três minutos. Assim:

- exercitar-se o mais rápido e forte possível durante 30 segundos, quando poderá sentir-se incapaz de prosseguir;
- baixar para um ritmo de recuperação por 90 segundos;
- repetir os itens anteriores até completar os oito tiros (veja a tabela a seguir).

TABELA DE COMPREENSÃO RÁPIDA		
Aquecimento		3 minutos
1º tiro Recuperação	30 segundos 90 segundos	2 minutos
2º tiro Recuperação	30 segundos 90 segundos	2 minutos
3º tiro Recuperação	30 segundos 90 segundos	2 minutos
4º tiro Recuperação	30 segundos 90 segundos	2 minutos
5º tiro Recuperação	30 segundos 90 segundos	2 minutos
6º tiro Recuperação	30 segundos 90 segundos	2 minutos
7º tiro Recuperação	30 segundos 90 segundos	2 minutos
8º tiro Recuperação	30 segundos 90 segundos	2 minutos
Recuperação final		1 minuto, no mínimo
Total de tempo do treino		20 minutos

Observações

a) Ao iniciar um programa de exercício, é importante começar sem se exigir demais e ir aumentando o esforço no transcorrer do tempo.

b) Comece o supra-aeróbico com intensidade progressiva nos tiros, ou seja, faça o 1º tiro com baixa intensidade e vá se exigindo mais de modo progressivo, até chegar ao último tiro com o máximo de intensidade.

c) Respeite os limites de frequência cardíaca para sua faixa etária.

d) Observe fatores de risco antes de começar este ou qualquer outro programa de exercícios. Faça uma avaliação com seu médico, especialmente se um dos fatores relacionados a seguir se aplica a você.

Fatores de risco
Ter mais de 50 anos de idade.
Estar há mais de 2 anos sem avaliação médica.
Estar mais de 10 kg acima do peso ideal.
Ser hipertenso.
Sentir palpitações ou dores no peito após exercício.
Tomar medicações para o coração.
Sofrer de angina, apresentar fibrilação, taquicardia ou ECG (eletrocardiograma) anormal.
Apresentar outros problemas cardíacos ou correlacionados.
Sofrer de asma, enfisema ou outro problema pulmonar.

Falta de aparelhos não é desculpa

A intensidade do exercício é absolutamente individual. Para alguns, pode ser simplesmente andar rápido e fazer os períodos de recuperação com caminhada lenta. Pode-se fazer o treino com qualquer tipo de exercício. Não é preciso frequentar academia nem possuir algum equipamento especial. Claro que o acesso a equipamentos, como *transport* ou bicicleta ergométrica talvez facilite a atividade, mas não é imprescindível.

O ponto máximo pode ser alcançado aos poucos

a) Quem não se sente muito em forma para o desafio deve começar com três ou quatro tiros e aumentar aos poucos ao longo dos dias.

b) Se for necessário mais de 90 segundos para a recuperação, sugiro que se amplie o tempo até a respiração normal ser retomada e só então partir para o próximo tiro.

c) Pode-se começar também apenas com caminhadas e passar a correr quando se estiver mais bem condicionado.

d) Respeitando o ritmo do seu corpo, e alimentando-se corretamente, você logo aumentará a produção do seu hormônio do crescimento.

Respeito ao corpo estimula ao limite a liberação do HgH

a) Durma bem.

b) Evite refeição pesada antes do exercício.

c) Beba bastante água.

d) Alimente-se com carboidratos saudáveis (vegetais) e proteína de alta qualidade.

e) Melhore seus níveis de vitamina D.

f) Evite açúcar, sobretudo frutose, em especial até 2 horas após o exercício. Isso é crucial: o consumo de açúcar ou frutose inibe a produção do HgH e anula todo o esforço realizado. É bom lembrar que *sport drinks* (repositor hidroeletrolítico ou isotônico) são ricos em frutose. Xarope de milho, por exemplo, é frutose bastante usada em diversos produtos.

Supra-aeróbico e envelhecimento

Dos 30 anos em diante, você entra no que se chama somatopausa – quando os níveis de hormônio do crescimento começam a cair drasticamente, o que faz parte do processo de envelhecimento. Nessa fase, quanto maior o nível de HgH, mais força e saúde você terá. Quanto mais fizer seu corpo produzir esse hormônio em altas quantidades, mais prolongará sua vida, com saúde e energia.

Pesquisas na área da biologia muscular e do envelhecimento têm encontrado cada vez mais evidências de que o exercício aeróbico prolongado aumenta o risco de dano oxidativo nos músculos, que se torna pior com a idade. Em comparação, exercício intenso, como o de oito tiros, minimiza esses riscos.

Se puder, produza seu próprio hormônio de forma natural. Exercitar-se, estimulando as fibras super-rápidas, é o segredo para isso.

Agregar, não excluir

Se você já pratica uma atividade aeróbica ou exercício resistido, como musculação, alongamento, pilates ou ioga, não precisa trocá-lo pelo supra-aeróbico, pois não são exercícios excludentes. Essa nova forma de atividade é mais um desafio que estimula a saúde e amplia o condicionamento físico.

O que você ainda precisa saber

O supra-aeróbico, e sua participação na conquista e preservação da saúde como um todo, vai além de um simples condicionamento.

Exercício e radicais livres

Exercícios de alta intensidade não aumentam apenas o HgH. Eles também agem como antioxidantes. São verdadeiros varredores de radicais livres celulares, sabidamente relacionados com doenças degenerativas, como aterosclerose, doença cardíaca e câncer.

Uma pequena quantidade de radicais livres é necessária para combater doenças e reparar lesões. Entretanto, quando o corpo é exposto à poluição ambiental, os radicais livres são produzidos em excesso e, nessas condições, causam danos às células, tornando-as mais susceptíveis ao câncer.

O modo tradicional de combater radicais livres é por meio de uma alimentação rica em antioxidantes, o que cada vez é mais difícil de ser feito. O uso de suplemento vitamínico mineral antioxidante também atua no sentido de proteger o organismo. Com o excesso de radicais livres produzidos durante o exercício controlado, ocorre uma resposta adaptativa endógena antioxidante que fortalece a musculatura.

Não desprezar boa proteína pode ajudar a diminuir radicais livres. Estudos alemães recentes, publicados no *Journal of Nutrition*, mostram que quanto maior o consumo de proteína, maior o nível de antioxidantes no corpo. Já o baixo consumo leva ao efeito oxidativo gerado pelos radicais livres.

Não se descuide – Atualmente, a melhor fonte de proteína de qualidade, no Brasil, é a carne vermelha de gado criado a pasto, ou seja, gado criado livre no campo.

Pesquisadores na área da biologia muscular e do envelhecimento encontram muitas evidências de que o treino aeróbico prolongado, como andar e correr, aumenta o risco de dano oxidativo nas fibras musculares e nas mitocôndrias e, com o envelhecimento, os riscos oxidativos se elevam. Em comparação, treinos de exercício intenso, normalmente curtos, minimizam esses riscos.

INTENSIDADE E RISCO DE MORTE

Estudo realizado em 7 mil pessoas, por profissionais de saúde da Universidade de Harvard, concluiu que a chave do exercício não é a resistência, mas a intensidade. E, quanto mais intenso, menor é o risco de doença cardíaca.

Aeróbico, corrida e maratona são exercícios de longa duração e de baixa ou média intensidade. Esse tipo de exercício aumenta o risco de doença cardíaca e morte. A razão é simples: ao se exercitar por longos períodos, treina-se coração e pulmões a não se desenvolverem, já que é preciso conservar energia e aumentar a eficiência em baixa intensidade. Quem se exercita dessa forma pensa estar protegendo o coração. Se assim fosse, como explicar por que corredores de resistência morrem de ataque cardíaco no auge de suas carreiras? Isso ocorre, pelo menos, há 2.500 anos, quando, na Grécia antiga, o primeiro maratonista, Phidippides, caiu morto depois de sua histórica corrida de 40 km. Como ele era um soldado e mensageiro, correu da cidade de Marathon até Atenas para anunciar a vitória dos gregos sobre os persas. Assim que anunciou a vitória, sofreu um colapso e morreu. Infelizmente, esse tipo de tragédia ainda ocorre.

Outro estudo da Universidade de Harvard comparou exercício leve com vigoroso e concluiu que pessoas que fizeram exercícios vigorosos tiveram menor risco de morte do que os adeptos de atividades menos vigorosas.

Conclusão: exercício de alta intensidade é seguro.

Perigo para maratonistas

O Dr. Arthur Siegel, professor de medicina na Universidade de Harvard, publicou vários estudos sobre corredores de maratona de Boston, nos Estados Unidos. Um desses estudos, recente e interessante, foi publicado no *Journal Circulation*, conceituada revista médica norte-americana, e registra o comportamento de corredores de meia-idade por meio de exames de sangue.

A primeira coleta foi realizada antes da maratona, para ser usada como referência. A segunda amostra de sangue foi colhida imediatamente após a maratona. A terceira, um dia após a maratona. Os resultados mostraram que, 24 horas após o término da maratona, o corredor que não tinha nenhuma história de doença cardíaca exibia sinais iniciais de lesão no coração, similares aos de um ataque cardíaco.

Estudos realizados por cerca de 10 anos no meio hospitalar de Boston revelaram os riscos e danos causados em dezenas de maratonistas:

- ataque cardíaco;
- endurecimento de artérias;
- dores lombares;
- lesão óssea permanente;
- fratura de estresse;
- lesões por estresse de repetição;
- sangue na urina;
- morte súbita por ataque cardíaco.

Onda de inflamação – Em um estudo mais recente, o Dr. Siegel e colaboradores testaram 60 corredores, antes e depois das maratonas de 2004 e 2005. Os corredores fizeram eletrocardiograma para checar possíveis alterações em seus ritmos cardíacos. Submeteram-se também a exames de sangue, na procura por evidências de problemas cardíacos, detectados quando a proteína troponin encontra-se na circulação sanguínea. A presença de troponin no sangue é um marcador para lesão cardíaca durante um ataque do coração.

Os corredores – 41 homens e 19 mulheres – apresentaram funções cardíacas normais antes da maratona, sem sinais de troponin no sangue. Vinte minutos após o término da prova, o quadro era diferente: em 60% do grupo houve um aumento expressivo de troponin e, nos restantes 40%, os níveis estavam altos o suficiente para indicar destruição de células nos músculos do coração. Além disso, muitos dos atletas ainda apresentavam mudanças evidentes em seus ritmos cardíacos.

Segundo Siegel, correr uma maratona fere os músculos esqueléticos e desencadeia uma cascata inflamatória no corpo. E o coração, com estresse constante sob exercício de longa duração e sem tempo para se recuperar, apresenta reações causadas por essa onda de inflamação.

Placas nas artérias – Outros estudos mostram que cerca de 35% dos corredores de maratona apresentam placas nas artérias, indicando risco elevado de ataque cardíaco. Somente 22% dos grupos de controle (não maratonistas) tinham o mesmo tipo de placas.

Pesquisas ainda apontam que, após o exercício, os níveis de LDL colesterol (ruim) e triglicérides se elevam em corredores de longa distância. E mais: corrida prolongada rompe o equilíbrio da coagulação do sangue, elevando fatores inflamatórios e de coagulação, sinais de doença cardíaca.

Sabe-se, ainda, que ocorre redução na massa óssea desses corredores. Isso é verdade para homens e mulheres, sendo que as mulheres apresentam aumento de risco de osteoporose.

Exercícios de longa duração (aeróbicos)

- Elevam LDL colesterol e triglicérides.
- Diminuem a massa muscular.

- Aumentam a oxidação do LDL colesterol.
- Elevam fatores de coagulação.
- Provocam perda de densidade óssea.
- Elevam o risco de osteoporose.

Nesse sentido, com certeza não fomos criados para esse tipo de atividade.

INJEÇÕES PARA REJUVENESCER

Cerca de 1/3 da população idosa produz pouco ou nenhum hormônio do crescimento. Para essas pessoas, possivelmente o uso de injeções de HgH possa ser a única solução no sentido de reverter o envelhecimento.

A suplementação de hormônio do crescimento por meio de injeções de HgH recombinante (sintético) pode e deve ser associada com medidas dietéticas, exercícios que estimulem a produção desse hormônio e suplementos indutores ou precursores de HgH, pois assim será possível alcançar o máximo de benefícios do desenvolvimento muscular.

Em agosto de 1996, o FDA, órgão de controle norte-americano, aprovou o uso de HgH para adultos com deficiência na glândula pituitária. Antes disso, ele só podia ser usado para promover o crescimento de crianças com falta do hormônio.

A síndrome de deficiência de hormônio do crescimento surge por doença da glândula pituitária, doença hipotalâmica, casos especiais criados por cirurgia e radioterapia. O HgH também está liberado para esses casos.

O FDA ainda aprova o uso do HgH com a finalidade de retardar o envelhecimento, desde que o paciente apresente níveis baixos de insulina *grow factor* (IGF1), o que indica falência da glândula pituitária em liberar quantidades adequadas de HgH. As manifestações clínicas da redução de IGF1 normalmente são: diminuição da mobilidade física, pouca energia e risco aumentado de doença cardiovascular.

Dosagem de HgH

De modo geral, não havendo nenhum fato que exija outra postura, sugiro que se privilegie a iniciativa de fazer o próprio corpo aumentar a produção natural do hormônio do crescimento. Isso significa adotar a técnica de treinamento supra-aeróbico de oito tiros, associada a suplementos que induzam a liberação de HgH. É o mais seguro, pois não interferirá com as funções da glândula pituitária. Além disso, é mais econômico do que gastar com injeções.

Se essa estratégia não funcionar, se o HgH continuar baixo, o mais indicado é procurar um médico ou profissional familiarizado com o assunto, e buscar orientações que determinem a real necessidade de aplicações de HgH por meio de injeções. A dosagem terapêutica, é claro, deverá obedecer critérios médicos.

Doses excessivas de HgH recombinante injetável podem causar efeitos colaterais como síndrome do túnel do carpo, ginecomastia (hipertrofia das glândulas mamárias masculinas, causada por medicamentos ou distúrbios hormonais), acromegalia e indução de crescimento de células cancerosas.

A dosagem correta deve permitir que se alcancem valores de pessoas normais, na faixa dos 30 a 40 anos, em que a referência é o IGF1 (cofator do HgH) a ser medido no sangue, que não deve ultrapassar 350 ng/ml.

Rejuvenescimento imunológico

É a chave para a longevidade.

A presença estimulada de HgH no organismo, por qualquer um dos métodos citados, promete ser uma das grandes armas contra doenças. O HgH revigora a parte imunológica, restaura a homeostase (equilíbrio do meio interno do organismo) e permite mais prazer em viver, já que fortalece o corpo contra doenças, em especial as relacionadas ao envelhecimento. À medida que se envelhece, o organismo fica mais vulnerável por duas razões:

1) o sistema de defesa imunológico torna-se menos hábil em atacar vírus, bactérias e células cancerosas;

2) torna-se mais difícil manter a eficiência de determinadas funções importantes, como a habilidade para metabolizar açúcar, colesterol e manter em bom estado o sistema de eliminação de toxinas pelos rins. O resultado aparece sob forma de doenças crônicas, degenerativas e debilitantes.

O hormônio do crescimento age no sentido de evitar, o máximo possível, que essas situações assumam contornos preocupantes.

Aumento da expectativa de vida

Atualmente, a melhor terapia contra o envelhecimento é limitar danos ao DNA com antioxidantes, vitaminas e minerais e tratar-se com um programa capaz de melhorar os níveis de hormônio do crescimento por meio de alimentação, exercícios, suplementos, precursores de HgH e, em alguns casos, o uso de HgH recombinante injetável.

Pessoas com 35 anos, ou mais, devem pensar em se cuidar, limitando os danos celulares e tratando o DNA agora. Certamente, nos próximos 20 anos poderá haver outros recursos mais sofisticados. Porém, sem esses cuidados, talvez não haja chance de colher seus benefícios.

Portanto, a melhor prescrição para as pessoas que hoje estão entre 40 e 60 anos é usar o melhor plano antienvelhecimento conhecido, minimizando danos ao DNA. Dessa forma, elas estarão em condições de, no futuro, aproveitar novas terapias antienvelhecimento. Essa é a ponte que leva ao futuro. E esse futuro é promissor.

30 anos ou mais – Predigo que o uso de antioxidantes, a primeira tecnologia da medicina antienvelhecimento, vai adicionar 10 anos, em média, à expectativa de vida. O hormônio do crescimento e outras terapias hormonais de reposição são a segunda tecnologia antienvelhecimento e acrescentariam mais 30 anos na expectativa de vida.

BIOLOGIA NÃO É DESTINO

Até recentemente, na história da humanidade, a doença era vista como um processo natural. Na maioria dos casos, não havia nada que pudesse ser feito para evitá-la ou tratá-la. Tuberculose, catapora, disenteria eram parte natural da ordem das coisas. Tudo ficava, como se diz, nas mãos de Deus. O que se fazia era ir à igreja rezar e pedir que aquilo não acontecesse conosco. Apenas quando os médicos passaram a entender melhor as doenças e suas causas – vírus, bactérias e a situação do meio ambiente – tornou-se possível preveni-las ou curá-las.

Vivemos uma situação semelhante atualmente, quando o assunto é envelhecimento: o que parecia ser inevitável, parte da condição humana, não é mais. Muitos problemas do envelhecimento são entendidos como doenças, para as quais há causas e recursos terapêuticos.

Um relógio sob nosso controle – As últimas pesquisas indicam que existe um tipo de relógio em cada célula, uma peça do DNA conhecida como telômero. Telômero é a extremidade livre no final de cada cromossomo no núcleo das células, essencial para a manutenção celular por garantir que a replicação do DNA seja completada. Após cada divisão da célula, os telômeros tornam-se um pouco menores. Quando determinada quantidade de telômero é removida, a célula não se divide mais: seu metabolismo desacelera, ela envelhece e morre. Mas novos estudos mostram que esse relógio pode ser ligado e desligado. O que parece controlar isso é uma enzima chamada telomerase, capaz de induzir o telômero a se dividir indefinidamente, o que seria uma imensa conquista contra o envelhecimento.

Outro fator que denota sinais do envelhecimento celular é o *cross-linking* – quando as proteínas se aglutinam. Uma forma de *cross-linking* é a glicação, ou seja, a oxidação dos açúcares ligados ao DNA e às proteínas. Os antioxidantes atuam de forma importante para retardar o encurtamento dos telômeros e a glicação.

Fique atento: um futuro nunca antes sonhado está chegando!

Teste de necessidade de HgH

Para saber se uma pessoa não produz hormônio do crescimento de acordo com sua idade, basta checar em um laboratório os níveis de IGF1 e de HgH. É a resposta mais precisa que se pode obter. Também é possível ter uma ideia aproximada desses índices com um teste simples de observação quanto aos sintomas físicos e psicológicos.

Sintomas importantes

As queixas mais comuns dos pacientes que procuram a reposição de HgH são idênticas às relatadas por pacientes adultos que desenvolvem alguma doença da glândula pituitária: falta de energia, declínio da libido e do desempenho sexual, vida pouco excitante.

Os sintomas psicológicos e emocionais associados à diminuição do hormônio incluem redução do bem-estar, energia baixa, falta de vitalidade e capacidade para trabalhar, variações de humor, ansiedade, depressão, bem como aumento de tendência ao isolamento social.

Como sinais físicos importantes destacam-se elevação de gordura corpórea, especialmente na região da cintura, perda de massa muscular, magreza, pele enrugada ou prematuramente envelhecida.

SINTOMAS	
Psicológicos e emocionais	Físicos
Saúde geral pobre	Diminuição de massa muscular
Falta de autocontrole	Diminuição de massa muscular magra
Pessimismo	Baixa de densidade mineral óssea
Mau humor	Aumento de gordura corpórea
Ansiedade aumentada	Aumento de medidas entre cintura e quadris
Vitalidade reduzida	Queda do HDL colesterol
Energia em baixa	Elevação do LDL colesterol
Reações emocionais fora de medida	Queda de fluxo renal plasmático
Aumento de isolamento social	Queda de taxa metabólica basal
	Baixa de volume de fluido extracelular
	Perda de força muscular
	Queda de capacidade anaeróbica
	Queda de desempenho

Na dúvida, faça o teste – Este teste dá apenas uma ideia geral sobre a possibilidade de você ser candidato à reposição de HgH. Se decidir começar um programa de reposição hormonal, ou terapia com HgH, é aconselhável passar antes por uma avaliação médica e ter seu perfil hormonal investigado.

Faça o teste antes de começar qualquer tratamento para obter mais HgH, seja com exercícios físicos, estimulação com suplementos naturais ou terapia de HgH recombinante. Sugiro repetir o teste três meses depois, para checar seu progresso.

TESTE RÁPIDO

Responda sim ou não, marcando cada escolha. No final, calcule a diferença entre números positivos e negativos e vá direto aos resultados.

Hoje, comparando com 10 anos atrás	Não	Sim
Você se sente frequentemente cansado	+1	
Você se sente feliz a maior parte do tempo	-2	
Apresenta alterações de humor com frequência	+2	
Fica desanimado com facilidade		+2
Sente-se deprimido com frequência	+1	
Anda mais ansioso ou estressado	+1	
Acha que trabalha muito duro		+2
Pensa em se aposentar (ou fazer menos coisas)	+2	
Mantém contato com os amigos	-1	
Mantém interesse em sexo		-1
Sua vida sexual está em declínio	+2	
Tem problema de sono ou insônia		+2
Acorda descansado	-1	
Percebe que está se esquecendo de algumas coisas	+2	
Sente dificuldade em pensar com clareza	+2	
Usa lembretes por causa da memória	+2	
Apresenta problemas de concentração	+2	

Encontra-se em má forma física	+2	
Está cerca de 20% acima do peso	+2	
Sente dificuldade em perder peso		-1
Desenvolveu gordura nas laterais do corpo	+1	
Sua musculatura parece jovem	-2	
Sente-se com boa saúde	-2	
Fica gripado ou doente com frequência	+2	
Sente dores ou desconfortos musculares	+1	
Seu colesterol está acima de 200	+1	
Seu colesterol está acima de 240	+2	
Se você é homem, seu HDL é menor que 45 Se for mulher, seu HDL é menor que 55		+2
Apresenta pressão sanguínea normal		-2
Sua visão tem piorado		+1
Urina com frequência		+1
Sofre com problemas digestivos	+1	
Sua pele de face, pescoço, braços e abdome parecem flácidos		+2
Você parece ser mais velho do que sua idade		+1
Tem celulite nas coxas	+1	
Precisa cortar menos os cabelos	+1	
Sua cicatrização é mais demorada		+1
Sente dificuldade ao se exercitar		+2

Teste de necessidade de HgH

Sente-se menos resistente para levantar peso	+2	
Sua resistência está em baixa		+2
Sente dificuldade em respirar ao fazer exercícios intensos		+3
Acha que quanto mais vive melhor fica	+3	
Você tem de 45 a 54 anos		+1
Você tem de 55 a 64 anos		+2
Você tem acima de 65 anos	+3	
Total		

Resultados

a) **14 ou abaixo**: você está bem e suas queixas são normais para o seu modo de vida. Procure fazer o treinamento supra-aeróbico com oito tiros, pois diminuem a massa muscular.

b) **15 – 22**: programa para estimular a produção do hormônio do crescimento pode ajudar a evitar alguns problemas do envelhecimento. Aconselho o treinamento supra-aeróbico com oito tiros e fazer uso de suplementos.

c) **23 – 30**: provavelmente você necessite de terapia de reposição do hormônio HgH ou um programa que estimule sua produção, além de suplementos. Marque uma visita ao médico e peça a dosagem dos níveis de IGF1.

d) **31 e acima**: sem dúvida, procure um profissional da área médica, pois as chances de estar com deficiência importante de HgH são grandes. Talvez seja recomendada terapia de reposição hormonal com HgH, que poderá ser de grande benefício.

Esteja ou não bem, física e mentalmente, essas medidas de idade biológica, comparadas à idade cronológica, o ajudarão a se localizar nesse contexto, independentemente de ter genética favorável, praticar atividade física e ter estilo de vida adequado. Não se esqueça de que a viagem do tempo é inexorável. Portanto, quanto antes agir, melhor para você: o estímulo do hormônio do crescimento e do IGF1 podem retardar essa evolução.

Whey Protein

Whey é um subproduto da manufatura do queijo. Inicialmente descartado como sobra ou usado na alimentação de animais, após descobertas científicas de que se tratava de um alimento benéfico, passou a ser visto como fonte rica de proteína, ganhando a reputação de um dos mais poderosos alimentos de suporte imunológico.

NEM TODO *WHEY* É IGUAL

As propriedades nutricionais do *whey* são realmente marcantes. Mas, para usufruir de seus benefícios, é preciso escolher com critério a qualidade do produto a ser usado.

Atualmente, por azar ou outros interesses, a maioria dos *whey* é derivada do leite ultrapasteurizado. Sua origem produtiva são vacas criadas em fazendas-fábricas. Esses produtos são tipicamente muito processados, hiperaquecidos e, em consequência, bastante danificados.

Por sua vez, produtos rotulados como *whey* isolado não contêm nutrientes vitais como cofatores e, portanto, não se encaixam no critério de qualidade.

Outra informação que se deve ter em mente ao escolher um *whey*, é que a indústria da proteína está em expansão e, para maximizar rendimentos, muitos fabricantes escolhem produzir proteínas baratas, quase sempre cheias de aditivos químicos e substâncias tóxicas. Em 2010, segundo o *Consumer Report*, revista norte-americana, encontraram-se concentrações alarmantes de metais pesados, como cádmio, arsênico e chumbo em algumas das mais populares marcas de *whey protein* nos Estados Unidos.

O preço pode ser outro complicador. Quando se procura menor preço, a qualidade pode deixar a desejar. Mas preço elevado também não é garantia. Sabe-se que, para vender, muitos distribuidores de proteínas usam falsas alegações suportadas por pseudociência.

A verdade é que a maioria das proteínas em pó comercializadas hoje, incluindo *whey protein*, é inadequada para consumo humano e animal.

Whey de gado alimentado a pasto é melhor

Whey de qualidade é algo raro atualmente. Para ser classificado como um produto de alto nível, precisa ser derivado do leite integral de vacas criadas a pasto e processado a frio. Dessa forma, são poucos os *whey* com essas características.

Já foi inúmeras vezes comprovado que o leite de vacas criadas a pasto, que produzam leite A2, apresenta valor nutricional superior ao do leite convencional. Para mim, *whey protein* produzido com esse leite é o que oferece o máximo em benefícios.

Vacas criadas no pasto são mais saudáveis do que as alimentadas com ração, que muitas vezes contém produtos transgênicos, relacionados com diminuição de fertilidade e problemas de aborto. Além disso, elas são criadas em ambiente estressante, quase sempre tratadas com antibióticos e hormônios. Essa realidade é muito comum fora do Brasil e nem animais ou humanos deveriam consumir alimentos desse tipo. Felizmente, no Brasil, a maioria do rebanho ainda é tratada com qualidade.

O leite de vaca criada a pasto possui maior riqueza nutritiva de suporte imunológico, bem como antioxidantes e proteínas que melhoram o metabolismo.

Propriedades de um whey de qualidade

Grama por grama, o perfil de aminoácidos do *whey protein* integral não aquecido, é mais expressivo do que qualquer outro alimento do planeta. Ele fornece o maior espectro de aminoácidos essenciais, pois é muito rico em aminoácidos de cadeia ramificada (BCAA), importantíssimos na formação de músculos, em especial a leucina e o ácido glutamínico.

Whey protein de qualidade tem composição similar ao leite materno, com suas propriedades exclusivas, como fonte de compostos imunológicos de suporte, peptídeos antioxidantes e nutrientes que melhoram o metabolismo. Assim como o leite materno, pode ajudar no desenvolvimento da criança e no rejuvenescimento. Um bom *whey* contém fatores que agem como derivados do hormônio do crescimento, promovendo reparo de tecidos, desenvolvendo músculos e agindo contra os danos do envelhecimento.

FONTE EXCLUSIVA DE IMUNOPEPTÍDEO GLUTAMILCISTEÍNA

Integral, o *whey protein* não aquecido é uma fonte exclusiva de glutamilcisteína, a forma mais ativa de cisteína. Esse aminoácido é destruído na maioria dos alimentos proteicos processados ou cozidos. Mas o organismo precisa dele, pois é essencial para as funções imunológicas. O que há de especial na glutamilcisteína é o poder de melhorar a imunidade.

No corpo, a glutamilcisteína converte-se no antioxidante glutationa, a molécula mais importante em termos de imunidade. A glutationa é crucial para as principais atividades de desintoxicação e atividades imunológicas. É considerada como um importante marcador de saúde e em níveis baixos, indica deficiências imunológicas, doenças e envelhecimento.

Em momentos de alto nível de estresse, traumatismo ou doença, o corpo perde as reservas de cisteína para produzir glutationa. Isso significa que, nessas circunstâncias, devem ser consumidos mais alimentos ricos em cisteína para dar suporte às atividades diárias. Esse aminoácido é particularmente importante com o passar dos anos, porque contra-ataca o processo de envelhecimento.

Cisteína do *whey* e boa forma

Cisteína, aminoácido vital para a boa forma física, também é usado no combate ao envelhecimento e na defesa contra doenças. Concentrações plasmáticas de cisteína e seu metabólito glutationa são indicativos do aumento de massa muscular magra. Em sua forma natural, a cisteína atua sobre diferentes aspectos no organismo, como:

- diminui a porcentagem de gordura corporal e aumenta a massa muscular;
- eleva o nível celular de glutationa peroxidase, a mais poderosa enzima antioxidante produzida pelo corpo;
- aumenta a resistência muscular;
- reduz os riscos de lesões oxidativas nas mitocôndrias das células musculares.

Em resumo: a cisteína é essencial para aumentar a massa muscular, diminuir a gordura corpórea e proteger as células contra danos oxidativos. E a cisteína do *whey* é a opção mais indicada para isso.

A cisteína sintética, por sua vez, não tem a mesma capacidade da natural para atravessar a barreira celular dos músculos. Também não aumenta a glutationa nas células, como a natural. Além disso, consumida em altas doses, pode causar problemas gastrointestinais e turvação da visão.

A forma natural da cisteína do *whey* é, sem dúvida, superior e mais segura que a sintética.

Carência de cisteína

É bastante frequente as pessoas apresentarem deficiência de cisteína e de outros aminoácidos importantes, como lisina e carnitina. Cisteína e lisina são facilmente destruídas pelo aquecimento ou na presença de um meio ácido. Portanto, a alimentação diária nem sempre nos fornece o necessário para o organismo.

Como o corpo necessita muito desses aminoácidos para manter o metabolismo adequado e produzir energia muscular, o *whey* de qualidade pode ajudar a prevenir essa deficiência. Volto a dizer: *whey* integral, não aquecido, produzido com leite de vacas criadas a pasto é a fonte mais valiosa de cisteína e outros aminoácidos frágeis, normalmente perdidos na alimentação.

Suporte imunológico

Entre todos os alimentos, o *whey* integral, não aquecido, contém o mais impressionante espectro de elementos de suporte imunológico, antioxidantes e compostos anticâncer. São qualidades também encontradas no leite materno, essenciais para proteger bebês contra infecções e doenças. Isso inclui imunoglobulinas, alfa-lactoglobulinas, albumina do soro bovino, lactoferrina, glicomacropeptídeos e ácido linoleico conjugado (CLA).

Os efeitos estimulantes imunológicos do *whey protein* têm sido amplamente documentados pelos benefícios proporcionados a atletas engajados em atividades físicas intensas e a pessoas com imunidade comprometida ou em recuperação de cirurgias ou doenças.

Liberação rápida de nutrientes

Uma das propriedades mais importantes do *whey protein* é o rápido aporte de nutrientes, o que o torna excepcional para ser consumido antes e após os exercícios, no período de recuperação muscular.

Após os exercícios, os músculos encontram-se no ápice da capacidade de utilização de nutrientes. Nesse momento, é necessário alimentá-los com proteínas de rápida assimilação, de modo a lhes causar um impacto anabólico. Porém, para usufruir do máximo de benefícios, o *whey* precisa ser de qualidade.

Como escolher um *whey* de qualidade

- O *whey* de primeira deve ser livre de pesticidas, de ingrediente transgênico e ser produzido com leite de vacas criadas soltas no pasto, e que não sejam tratadas com hormônio.

- O produto não pode passar por aquecimento nem receber tratamento ácido. Caso isso ocorra, os aminoácidos se alteram, tornando-o insolúvel e de qualidade inferior.
- Evite o *whey protein* isolado, que é processado em excesso, frequentemente tratado com ácido e aquecimento. O corpo humano nunca se adaptou ao consumo de proteína na forma isolada. E ainda há algumas restrições sobre possíveis efeitos colaterais tóxicos.
- Use somente *whey protein* concentrado. É um alimento integral e contém todos os cofatores, incluindo minerais, lipídeos e componentes imunológicos que são perdidos no *whey* isolado. *Whey protein* concentrado é também pobre em gorduras e lactose e apresenta um sabor rico e consistência cremosa.
- Cuidado com *whey protein* de baixa solubilidade, pois isso indica danos nos aminoácidos e qualidade inferior. Quando os aminoácidos são lesados ou desnaturados, o *whey* perde sua configuração original hidrossolúvel, o que dá ao produto um sabor ácido.
- Evite *whey protein* contendo aditivos sintéticos, adoçantes artificiais, açúcar de álcool ou frutose. Essas substâncias afetam o organismo como toxinas, quase sempre com danosos efeitos colaterais.
- *Whey* com proteína hidrolisada também não é indicado. A hidrolização e a fermentação da proteína concentram muito monossódio glutamato, aditivo pouco saudável, e lesam componentes imunológicos frágeis.

PRIMOS POBRES DO *WHEY*

Proteína de soja em pó

a) Muitos usam a soja em pó como substituta do *whey protein*. Mas é outro produto a ser evitado, pois o processo de pasteurização da soja em pó retira muito do seu valor nutricional, comparado com o da soja integral.

b) Proteína de soja é rica em substâncias inibidoras de proteína, como fitatos, que também podem inibir a digestão de minerais e a absorção de iodo, comprometendo a produção de hormônio tireoidiano. Uma tireoide com redução de hormônio gera metabolismo lento, fadiga e impotência.

c) Proteína de soja contém isoflavonas, que podem acelerar uma já existente alteração estrogênica em muitas pessoas. Isoflavonas da soja são substâncias que se comportam como estrógeno e se ligam a receptores estrogênicos no corpo, além de simularem ações do hormônio estrógeno.

d) Muitas pessoas são sensíveis à soja, um dos alimentos mais alergênicos, especialmente quando processada em excesso.

e) Fibra da proteína texturizada de soja é áspera e pode causar sensibilidade digestiva.

f) Vários suplementos de soja em pó são carregados de aditivos capazes de irritar mucosas, causar dor e problemas abdominais.

Proteína de ovo em pó

O grande problema dessa proteína é o uso de ovos de granja para sua produção, pois são de aves criadas com ração em excesso, possivelmente com produtos de origem transgênica. Em alguns criatórios, em especial fora do Brasil, também usam-se hormônios e antibióticos no controle da criação. Essas substâncias, é óbvio, também serão encontradas nos ovos. O melhor, e recomendo isso com veemência, é consumir ovos de galinhas criadas soltas, que se alimentem de ervas e vegetação rasteira orgânicas.

Ativando o mecanismo de crescimento muscular

O principal mecanismo de crescimento muscular é uma proteína complexa chamada mTOR (*mamalian target of rapamycin*). Ela é parte do metabolismo da insulina e sua ação depende da sensibilidade a esse hormônio.

Sinalizador de respeito

Quando ativada, a proteína mTOR sinaliza aos músculos para aumentarem a síntese proteica e, assim, ganharem tamanho. Quando a mTOR é inibida, a síntese proteica é contida e ocorre perda de massa muscular. É essa relação entre síntese e degradação proteica que determina a geração ou destruição de músculos.

Há três fatores primários que ativam a mTOR nos músculos:

1) insulina e IGF1 (*insulin like growth fators*);
2) aminoácidos;
3) abuso de impacto de treino (é o impacto de um treino intenso de 20 minutos, gerado por treino de fortalecimento, resistência, velocidade e movimentos explosivos, iguais aos do treinamento supra-aeróbico).

Há três mecanismos principais inibidores de mTOR:

1) resistência à insulina;

2) exercícios;

3) jejum.

Surge a questão: se exercício inibe a mTOR, como pode promover ganho de massa muscular? E o jejum, como atua? Ocorre que tanto o exercício como o jejum inibem a mTOR, mas a estimulam logo a seguir.

Durante o exercício, a mTOR é inibida enquanto é potencialmente estimulada. Algo similar a uma mola pressionada em uma caixa fechada. Porém, assim que o exercício termina, é como se a caixa se abrisse e liberasse a mTOR, que salta para a circulação sanguínea e passa a estimular a síntese proteica nos músculos. Claro que, nesse momento, já ativada por aminoácidos e a interferência de insulina e IGF1.

No caso do jejum, a mTOR age do mesmo jeito, ou seja, inibida no jejum, é hiperativada quando a pessoa se alimenta, criando-se assim uma condição de anabolismo.

Janela de oportunidade

Ocorre logo após o exercício, quando os músculos encontram-se mais receptivos para absorver nutrientes e proteína. Nesse momento, quando a mTOR é liberada, torna-se altamente sensível à insulina e ao IGF1, o mais potente fator de crescimento muscular. Comer algo após o exercício induz a insulina a potencializar o IGF1, que, então, chega aos níveis mais altos, permitindo a alimentação dos músculos e o ganho de massa muscular.

Estudos mostram que o principal potencializador da mTOR é o exercício impactante criado com resistência, velocidade e tiros explosivos, como o treino de oito tiros já mencionado. Esse treino ativa um composto celular, o ácido fosfatídico, que, por sua vez, estimula a mTOR a elevar a síntese proteica nos músculos, que assim aumentam de tamanho.

Além da ativação da mTOR, o treino de oito tiros, o supra-aeróbico, estimula genes de fatores de crescimento que potencializam a formação de novas células musculares, o que não ocorre com o exercício moderado e aeróbico. Na verdade, em exercícios aeróbicos prolongados, frequentemente os músculos podem receber o sinal errado e alcançar efeito contrário, ou seja, diminuir em tamanho e resistência.

O que mostram as últimas pesquisas

Com resultados interessantes e promissores, as pesquisas abrem perspectivas nunca antes sonhadas para a saúde trabalhada por meio de exercícios.

COMO O EXERCÍCIO MUDA NOSSA BIOQUÍMICA

Pesquisadores mediram mudanças bioquímicas que ocorrem durante o exercício e encontraram mais de 20 metabólitos diferentes. Alguns desses compostos ajudam a queimar calorias e gorduras, enquanto outros contribuem para normalizar a glicemia, entre outros benefícios.

Essencialmente, estando com peso saudável e se exercitando regularmente, cria-se um *feedback* de saúde que ajuda a manter a glicose e a insulina em níveis corretos, além de melhorar os receptores de sensibilidade à insulina. Essas condições elevam a proteção contra doenças de todo tipo, de diabetes a doença cardíaca, incluindo câncer. A boa notícia para os que estão fora de forma ou acima do peso é que, com um pouco de empenho, conseguirão corrigir sua bioquímica, cujo *feedback* positivo continuará beneficiando a saúde.

Para muitos, o melhor de tudo pode ser o seguinte: bastam 20 minutos de exercício intenso para que mudanças bioquímicas ocorram e permaneçam ativas no organismo por cerca de 3 horas após o treino.

SUPRA-AERÓBICO E DOENÇA CARDÍACA

Doença cardíaca é a primeira causa de morte no mundo ocidental. O estresse e a ansiedade em que as pessoas vivem são as maiores causas de doença cardiovascular.

Nas últimas três décadas, os *experts* vacilaram em suas recomendações quanto aos exercícios. Não havia consenso sobre que tipo de atividade aliviaria estresse e ansiedade, muito menos sobre a quantidade e intensidade que deveria ter o treino. Por fim, a maioria acabou concordando com o conceito de que exercício moderado, ou de baixa intensidade, era a melhor resposta às dúvidas.

Entretanto, um novo estudo, realizado por pesquisadores da Universidade do Missouri, Colúmbia, mostrou que exercício relativamente de alta intensidade é superior em reduzir estresse e ansiedade, situações que podem levar à doença cardíaca. E houve uma boa surpresa: descobriram também que o exercício de alta intensidade é especialmente benéfico para mulheres porque, nelas, reduz o estresse e a ansiedade mais do que nos homens.

Independentemente de quem é mais beneficiado, o fato é que o programa de oito tiros promove o aumento do HgH, o que melhora a bioquímica cerebral com impacto direto na ansiedade e no estresse.

Outro estudo, publicado no *Archives of Internal Medicine*, mostrou que o supra-aeróbico com oito tiros de alta intensidade gera:

- queda de pressão arterial;
- queda de triglicérides;
- elevação do HDL (bom colesterol);
- redução da gordura corpórea.

CORREDORES DE MARATONA

Outro estudo recente mostrou que corredores de maratona estão mais propensos a lesões cardíacas. Os pesquisadores observaram diminuição da função do ventrículo direito do coração, presença de lesão em musculatura cardíaca e marcadores sanguíneos de agressão cardíaca. Porém, o supra-aeróbico, que não precisa ser feito mais do que três vezes por semana, não causa malefícios a esses corredores, pois não sobrecarrega o organismo.

ZONA DE QUEIMA DE GORDURA

Ouve-se com frequência que exercícios cardio e aeróbico são essenciais para queimar gordura, emagrecer e permanecer magro. O argumento para tal escolha, usado por alguns gurus de *fitness*, é a necessidade de nos exercitarmos na chamada "zona de queima de gordura" e permanecermos nela o maior tempo possível. Mas atenção: a tal zona de queima de gordura só começa após 20 minutos de exercícios!

Há diversos problemas nessa teoria.

Como podem os fisiculturistas, que nunca fazem exercício cardio, serem os atletas mais magros e musculosos? Segundo eles, o sucesso está em não fazer exercício cardio, pelo fato de causar perda de músculo.

Os fisiculturistas têm mais razões para evitar o cardio: um estudo publicado no *Journal of Applied Physiology* mostra que os músculos de corredores de longa distância se retraem, encolhem – biópsias dos músculos de sete maratonistas foram analisadas e comprovaram: as fibras musculares haviam diminuído e atrofiado.

Preste atenção: enquanto corredores com medalha de ouro em olimpíadas, que adotam um programa similar ao treino de oito tiros, são musculosos e magros, corredores de maratona quase sempre apresentam afundamento do peito e muita gordura no abdome.

FONTES DE ENERGIA

Observando o modelo do nosso metabolismo, sabemos que o corpo pode selecionar combustível de diversas fontes. Pode queimar gordura, pode queimar carboidrato, como glicogênio, ou captar energia da degradação de proteínas.

Ao longo de exercícios com variação de tempo e intensidade, o corpo muda a quantidade de energia necessária ao treino, captada de três fontes diferentes:

1) Nos primeiros minutos, usa ATP, a fonte de energia mais rapidamente disponível.

2) Como as reservas de ATP são limitadas, depois de 2 a 3 minutos o corpo vai buscar a energia nos carboidratos estocados no tecido muscular, suprindo-se por cerca de 15 a 20 minutos. Na verdade, nesse processo ele queima músculos, mas logo os repõe.

3) Por fim, utilizam-se os estoques de gordura. Quando os gurus de *fitness* afirmam que após cerca de 20 minutos de treino aeróbico entra-se na zona de queima de gordura, estão certos. Mas, o que eles não dizem, ou não sabem, é que, assim como o organismo repõe o tecido muscular, também trata de repor a gordura consumida. Quanto mais exercício for feito após os 20 primeiros minutos, mais se queima gordura e, ao mesmo tempo, mais a produzimos. Tornamo-nos verdadeiras máquinas de fazer gordura.

Onde o corpo busca combustível			
Atividade	Proteína (%)	Carboidrato (%)	Gordura (%)
Em descanso	1 a 5	35	60
Em treino de baixa intensidade	5 a 8	70	15
Em treino de moderada intensidade	2 a 5	40	55
Em treino de alta intensidade	2	95	2

Lendo a tabela

A tabela mostra que, em atividade de baixa intensidade, o corpo retira a maior parte da energia dos carboidratos e somente 15%

das gorduras. Era isso o que ocorria com nossos ancestrais caçadores, pois caminhavam longas distâncias e até hoje, caminhadas de longa distância são um exercício efetivo.

Em treino de moderada intensidade já ocorre uma mudança: aumenta a porcentagem de energia queimada das gorduras para 55% do total.

Atividade de alta intensidade, porém, apresenta outra realidade: o corpo reduz a retirada de energia das gorduras e usa mais a dos carboidratos.

Mensagem errada – Esses números inspiraram as pessoas a se exercitarem com moderada intensidade, pois é a condição em que mais se queima gordura. Apesar disso parecer lógico, não é a melhor indicação.

Queimar gordura durante o exercício sinaliza para o corpo que ele precisa de gordura. Ele, então, passa a produzi-la por meio dos alimentos, e torna-se muito eficiente em estocá-la, ganhando reservas para gastar em novos exercícios de resistência. Fazendo isso, penaliza músculos e preserva gorduras.

Portanto, essa não é uma boa estratégia para perder gordura, pois o corpo simplesmente irá sacrificar tecidos magros, como de músculos e órgãos internos.

Se o único propósito do exercício é maximizar o uso de energia das gorduras, por que não simplesmente repousar? Afinal, o corpo queima alta porcentagem (60%) de gordura enquanto descansa! Queimam-se grandes porcentagens de gordura assistindo à televisão, até mais do que correndo em uma esteira. Possivelmente os gurus de *fitness*, que pregam o cardio pela percentagem de calorias queimadas das gorduras, não notaram esse fato.

QUEIMAR NOVE VEZES MAIS GORDURA EM MENOS TEMPO

Exercício curto e intenso sinaliza para o corpo que acumular energia como gordura é ineficiente. Afinal, nunca nos exercitamos por tempo suficiente de modo a usar gordura durante cada sessão.

Consumimos carboidrato (glicogênio) estocado nos músculos e não gordura. Esses carboidratos em estoque são combustíveis que liberam alta energia, enquanto gordura libera baixa energia.

Atividade física curta e intensa obriga o corpo a usar carboidrato como combustível. A gordura só é usada após o treino, enquanto o corpo se reabastece de carboidrato. E isso é mais importante do que o consumo energético durante o exercício.

Para avaliar esse efeito poderoso que ocorre no pós-treino, pesquisadores da Universidade Laval do Québec dividiram esportistas em dois grupos: os que desenvolviam atividades de longa duração e os que adotavam treinos de curta duração. O primeiro grupo (longa duração) se exercitou por 45 minutos, sem interrupção. O segundo (curta duração) se exercitou com múltiplos tiros de 15 a 90 segundos, com descanso nos intervalos. Resultado: o primeiro grupo queimou duas vezes mais calorias. Portanto, queimou mais gordura.

Quando os pesquisadores avaliaram a composição corpórea dos atletas, o grupo de treino curto, com tiros e intervalado, teve maior perda de gordura. Na verdade, perdeu, por caloria queimada, nove vezes mais gordura do que o grupo do treino de resistência. É ou não o máximo?

Benefícios para o metabolismo

Parece complicado de entender, mas basta lembrar que o tipo de atividade física continua afetando o metabolismo após o término do treino. E o modo de tiro curto age muito mais no pós-treino.

Veja os benefícios para o metabolismo:

- melhora a condição cardíaca máxima;
- promove rápida adaptação cardíaca quando solicitada;
- o coração consegue bombear mais sangue por batida, quando desafiado ao máximo;
- melhora o perfil de colesterol (diminui o colesterol total, aumenta o HDL colesterol);

- fornece benefícios antienvelhecimento pelo aumento da testosterona, que age contra perda de memória, acúmulo de gordura, baixa libido, disfunção sexual, perda óssea e de resistência;
- faz perder peso em menos tempo, queimando muito mais gordura após o exercício;
- esses benefícios são alcançados em pouco tempo de atividade, sem ser preciso passar horas na academia.

SUPRA-AERÓBICO E SÍNDROME METABÓLICA

Doença metabólica, que vem aumentando a cada ano, é uma coleção de sintomas que leva a doenças crônicas como câncer, diabetes e doenças cardíacas. Cerca de 25% dos adultos e 12% das crianças apresentam síndrome metabólica, cujos sintomas são: hipertensão arterial, hiperglicemia, valores de colesterol alterados, insulina alta, excesso de gordura na região abdominal.

Um estudo recente, publicado pelo *American Heart Association*, aponta o exercício curto de alta intensidade como o melhor meio de tratar síndrome metabólica. Ele deixou o exercício aeróbico para trás!

Após 16 semanas praticando o exercício, cerca de 50% das pessoas foram declaradas livres da síndrome. O estudo comparativo entre os dois tipos de treino ainda mostrou outras vantagens do treino supra-aeróbico:

- melhorou VO_2 max (função pulmonar e consumo de O_2);
- estimulou o aumento de óxido nítrico, responsável pela flexibilidade dos vasos sanguíneos e do desempenho sexual, o que não acontece com o treino aeróbico;
- reduziu LDL colesterol (mau colesterol) em 17%, enquanto no treino aeróbico não houve redução;
- mostrou significante melhora na glicemia de jejum, comparado com treino aeróbico;
- elevou o HDL (bom colesterol) em 25%, enquanto o treino aeróbico não mostrou nenhum acréscimo.

SUPRA-AERÓBICO E IDOSOS

Por volta dos 40 anos, a maioria das pessoas começa a perder cerca de 8% de massa muscular a cada década. Muitos atribuem esse fato ao envelhecimento. Entretanto, comprovou-se que a perda de músculos conforme se envelhece não precisa acontecer. Estudo recente de atletas competitivos entre 70 e 80 anos observou que eles tinham mais massa muscular do que atletas de 40 anos.

Perder músculos não é normal no processo de envelhecimento, mas é resultado da inatividade. Músculos pouco exigidos, por um período de tempo significativo, apresentam fibras musculares atrofiadas. Há, porém, uma boa notícia: é possível reparar e reconstruir músculos inativos. E isso pode ser feito em qualquer idade, mesmo por quem não esteja se exercitando há muito tempo. E quanto antes as pessoas começarem a exercitar-se, menos danos precisarão reparar.

Uma abordagem equilibrada é mais indicada para criar músculos e ajudar a construir uma ótima saúde. Com motivação e vontade, as pessoas podem atingir objetivos como:

- criar força e flexibilidade;
- ganhar equilíbrio e estabilidade;
- promover a saúde cardiovascular;
- queimar gordura.

GÊMEAS IDÊNTICAS EM CONFRONTO

Um estudo clínico foi realizado pelo Dr. Al Sears, com duas gêmeas idênticas de 18 anos de idade, no *Wellness Research Foundation*. No início da avaliação, ambas apresentavam mensuração da composição corporal quase idêntica, ou seja, praticamente a mesma quantidade de gordura corpórea e massa magra muscular.

Uma das gêmeas realizou o programa de treino curto de alta intensidade, deu tiros de cerca de 46 metros o mais rápido possível, descansando e repetindo a dose por seis vezes.

A outra gêmea encarou o tradicional exercício cardio, correndo mais de 16 km por dia.

Após 16 semanas, a que praticou treino curto e intenso reduziu o dobro de gordura corporal em relação a outra gêmea e ainda ganhou 4 quilos de músculos.

No mesmo espaço de tempo, a gêmea que se dedicou ao cardio diminuiu 19% de gordura corporal e perdeu cerca de 900 g de músculos.

Resumindo: a gêmea que adotou o treino supra-aeróbico curto e intenso perdeu duas vezes mais gordura corpórea do que a gêmea do treinamento cardio. E ainda ganhou músculos, fortaleceu o sistema cardíaco e aumentou a capacidade pulmonar. E tudo isso se exercitando por muito menos tempo!

Qual tipo de exercício escolher? Não há o que pensar: o supra-aeróbico é inigualável.

Escolha fácil

As pesquisas são tão consistentes sobre os benefícios superiores do exercício super-aeróbico de alta intensidade, que a *American Heart Association* e o *American College of Sports Medicine* já redefiniram suas diretrizes. As mudanças permitem que se escolha entre:

• fazer exercício cardio de moderada intensidade por 30 minutos, cinco vezes por semana;

• treinar o cardio de alta intensidade por 20 minutos, três vezes por semana.

O importante controle da glicemia

Carga glicêmica é a expressão que descreve o efeito do alimento sobre o açúcar sanguíneo. Quanto maior o índice glicêmico, mais elevadas a glicemia e a insulina.

Glicemia e mTOR

Normalmente dá-se pouca atenção ao índice glicêmico e de como ele afeta as pessoas e a saúde. É a parte mais descuidada por profissionais da área, talvez por desconhecimento de suas consequências. Isso ocorre em especial no âmbito da nutrição esportiva.

Uma das confusões mais frequentes é de que alimentação proteica de alto índice glicêmico promove ganho muscular. Há empresas que se valem desse argumento para aumentar o teor de açúcar em seus produtos, alegando ser necessário o estímulo da insulina para haver ganho muscular. O que afirmam não acontece na vida real: a proteína de alto índice glicêmico, como a vegetal, não contribui para a formação de músculos.

Há razões para que isso ocorra, são as seguintes:

• Pelo desgaste do tecido muscular, o exercício causa rompimento temporário do uso da glicose pelo músculo. Além disso, logo após a atividade, o músculo não tolera alimentos de alto índice glicêmico.

• Alimentos de alto índice glicêmico aumentam a insulina, rompem a mTOR e quebram a síntese proteica muscular. A mTOR é importante para a síntese muscular, mas precisa ser ativada para produzir músculos. E a mTOR não pode ser bem ativada quando há resistência à insulina.

ALTOS ÍNDICES DE INSULINA

A ingestão crônica de alimentação de alto índice glicêmico causa hiperinsulinemia, uma condição em que a insulina é cronicamente muito elevada. Hiperinsulinemia relaciona-se ao ganho descontrolado de gordura, bem como à lesão dos receptores de insulina e devastação do sistema muscular.

Cientistas do mundo inteiro concordam que o corpo humano não lida bem com alimentação de alto índice glicêmico. Há uma forte suspeita de que esteja por trás da atual epidemia de obesidade, diabetes, doença cardiovascular e câncer.

COMO O ALTO ÍNDICE GLICÊMICO AFETA OS MÚSCULOS

Após o exercício, os músculos tornam-se temporariamente resistentes à insulina, em consequência das microlesões no tecido muscular, o que altera a utilização que fazem da glicose. Ingerir combustível de alto índice glicêmico logo após o exercício é jogar fora todo o esforço realizado. É melhor esperar a recuperação completa, quando os músculos poderão usar carboidrato de modo mais eficiente. E o melhor é que esse carboidrato de baixo índice glicêmico seja originado de fibras integrais, como legumes, raízes, grãos e quinoa. Sempre convém lembrar que qualquer carboidrato consumido em excesso pode ser prejudicial.

Obedecer a esse princípio pode ser um problema, já que nunca se consumiu tanto carboidrato como atualmente, o que vem causando aumento expressivo de pessoas com resistência à insulina. Os brasileiros não escapam dessa realidade. A maioria está fadada a sofrer de distúrbios de glicemia, pois a obesidade e o diabetes já atingiram altas taxas entre nós. Para piorar, conforme se envelhece, perde-se a sensibilidade à insulina e, com isso, a capacidade de usar carboidrato como energia fica comprometida.

Para manter os músculos abastecidos e eficientes é preciso evitar alimentos de alto índice glicêmico, que incluem todos os açúcares, farinhas refinadas, frutas secas, doces em geral, barras energéticas e proteínas em pó carregadas de açúcar.

Equilíbrio entre insulina e HgH

Há uma inter-relação entre HgH e insulina. O HgH é capaz de produzir maravilhas no organismo, mas a insulina tem o poder de ativar ou desativar sua liberação. Ambos precisam estar em equilíbrio para que tudo dê certo. Quando não estão, o corpo perde a habilidade de filtrar o açúcar ingerido usando insulina. É o que se chama de resistência à insulina. Nesse momento, a obesidade e o diabetes ganham força, pois o carboidrato consumido na alimentação não consegue ir para os músculos, como normalmente ocorreria, e acaba retornando ao fígado, transformando-se em gordura, em vez de ser usado como energia. Resultado: mais gordura corpórea e menos energia. Exatamente o contrário do que se deseja.

As funções da insulina são administrar o excesso de açúcar consumido na alimentação, controlar como o organismo usa a gordura (metabolismo dos lipídios) e facilitar a entrada de proteínas (aminoácidos) nos músculos.

Alguns levantadores de peso injetam HgH e insulina para aumentar o ganho de massa muscular, mas isso é muito perigoso. Eu diria, inclusive, mortal. Não é um bom exemplo a seguir. É melhor o atleta se valer do treinamento supra-aeróbico, que libera HgH, não consumir açúcar por 2 horas após o treino, reduzir o uso de carboidrato refinado e óleos vegetais baratos, e completar o esquema com uma alimentação adequada ao seu tipo metabólico. No meu livro *Emagreça e apareça*, publicado pela Editora Gaia, você encontrará informações precisas sobre esse assunto.

Ação integrada dos nutrientes

No processo de conversão de alimentos em energia são produzidos radicais livres que podem lesar o organismo, causando degeneração e envelhecimento precoce.

O PAPEL DAS VITAMINAS E DOS MINERAIS

Vitaminas e minerais ajudam a regular a conversão do alimento em energia e podem ser separados em duas categorias:

- **Nutrientes energéticos** – envolvidos na conversão do alimento em energia.
- **Nutrientes protetores** – que também ajudam nas defesas orgânicas contra toxinas geradas a partir de remédios, drogas, álcool, radiação e poluentes ambientais.

TIME AFIADO

Esses nutrientes normalmente atuam como uma equipe, ou time, uns favorecendo as funções dos outros. Complexo B e magnésio, por exemplo, são nutrientes energéticos, pois ativam enzimas que controlam a digestão e a absorção de proteínas, gorduras e carboidratos pelo organismo.

Nutrientes protetores, como vitamina E, betacaroteno, vitamina C e minerais como zinco, cobre, manganês e selênio, atuam no importante papel de proteger o organismo contra processos degenerativos. As vitaminas E, A e C agem em conjunto, como protetores, e cooperam entre si para manter o potencial antioxidante em níveis adequados nos tecidos.

O QUE COMPÕE UMA NUTRIÇÃO DE QUALIDADE

- Escolher a proteína e o combustível corretos para os músculos.
- Não comer açúcar demais. É preciso controlar o índice glicêmico dos alimentos para melhor uso de nutrientes e energia.
- Consumir alimentos adequados ao seu tipo metabólico.
- Alimentar-se na hora certa, sem excessos.

Aumentar as defesas antioxidantes para evitar a degradação muscular.

COMBUSTÍVEIS MUSCULARES DE *SHORT TERM* E *LONG TERM*

Os músculos precisam de alimentos com esses combustíveis. Veja a seguir:

Combustíveis de *shortterm* – são alimentos de assimilação rápida e devem ser usados principalmente no momento em que se deseja aumentar a energia, como antes e depois do exercício, como:

a) Proteína – *Whey protein*, iogurte, kefir.
b) Carboidrato – Banana, *berries*, maçã, laranja.
c) Gordura – MCT (Triglicerides de Cadeia Média) de óleo de coco.

Combustíveis de *longterm* – São alimentos de assimilação lenta, usados basicamente para gerar energia de longa duração, como durante a noite. Entre eles, podem ser citados:

a) Proteína – Queijo, ovos, peixe, carne, aves.
b) Carboidrato – Legumes, raízes, grãos integrais, milho.
c) Gordura – Amêndoas, pistache, castanha-de-caju, sálvia hispânica (*chia sedds*), abacate.

SUPLEMENTOS NUTRICIONAIS

As pessoas envolvidas com programas de exercícios físicos intensos precisam ter certeza de que estão recebendo quantidades adequadas de nutrientes, pois assim podem começar a exigir mais do próprio corpo. Diversos estudos têm mostrado que a suplementação de multivitaminas melhora de forma importante a performance física e mental de pessoas malnutridas.

Suplementos nutricionais são importantes para atletas profissionais e amadores pois ajudam a produzir mais músculos, a manter baixa a concentração de tecido orduroso e, ainda, aumentam a força e a resistência quando o corpo encontra-se sob o estresse do exercício. Claramente, a deficiência de vitaminas e minerais resulta em perda energética. Os suplementos otimizam a recuperação entre os treinos, melhoram o condicionamento físico e o crescimento muscular, aceleram a recuperação de traumas ou de lesões do esporte.

ÔMEGA 3 E ÔMEGA 6: ESSENCIAIS

O atleta que desejar melhorar sua performance deve manter esses ácidos graxos em equilíbrio, o que reduz inflamações, melhora a sensibilidade à insulina, ajuda a manter o condicionamento físico, promove melhor uso de energia, queima de gordura e crescimento de massa muscular.

A relação ideal é de 1 ômega 3 para 1 ômega 6, como ocorria há cerca de 100 anos. Atualmente, considera-se aceitável uma relação de 1 ômega 3 para 3 ômega 6.

O ômega 3, quase inexistente na alimentação moderna, deve ser suplementado com cápsulas de ômega 3 de peixe selvagem, e não de cativeiro. E ainda com o consumo de carne vermelha de gado criado a pasto, maior fonte de ômega 3 da atualidade.

Hoje, já dispomos de exames de sangue para detectar a dosagem correta desses ácidos graxos no organismo, de modo a facilitar as quantias a serem suplementadas, caso necessário.

Já o ômega 6 pode ser reduzido evitando-se óleos vegetais baratos, como de milho, canola, girassol e soja, além de margarinas.

DECISÕES IMPORTANTES

Qualquer programa de condicionamento será mais produtivo com a adoção dos suplementos corretos e a maneira correta de fazer uso deles. A melhor indicação é usá-los de forma balanceada entre dias de exercício e dias de descanso. O real crescimento muscular ocorre nos dias de descanso, quando o organismo usa o que lhe foi dado durante o exercício.

Quanto ao rendimento, normalmente o aumento pode ser obtido usando-se vitaminas e minerais, tanto nos dias de treino como nos de repouso. Aminoácidos, por sua vez, funcionam melhor quando usados nos dias de treino, antes de iniciar os exercícios.

Atualmente, há como determinar as necessidades individuais de cada atleta, de forma a se alcançar um equilíbrio, o que promove importante proteção antioxidante, aumenta o rendimento físico e protege contra as consequências que o exercício pode gerar quando feito no seu limite ou acima dele.

Hormônios esteroides

Hormônios sexuais, especialmente o masculino (androgênio), são considerados os mais anabólicos, ou construtores de músculo. Eles têm profundo impacto no organismo, definindo sexo, composição corpórea, virilidade, fecundidade, além de participarem da regeneração de tecidos.

TESTOSTERONA E ESTRÓGENO

Para as pessoas em geral, os hormônios testosterona e estrógeno são certamente os mais familiares. Mas ainda existe muita confusão em relação às suas funções biológicas. É claro que ambos declinam com o envelhecimento, o que leva à perda de massa muscular e óssea, ao declínio metabólico e ao ganho e retenção de gordura, situações que elevam a vulnerabilidade às doenças.

Homens e mulheres produzem os dois hormônios.

Testosterona, o hormônio masculino, desempenha papel importante no corpo feminino, assim como o estrógeno, hormônio feminino, regula ações metabólicas críticas no homem. Esses hormônios esteroides podem se converter um no outro.

CONVERSÃO DE TESTOSTERONA EM ESTRÓGENO

Esse processo, de especial interesse para este livro, pode causar feminização no corpo do homem, incluindo depósitos de gordura, diminuição dos níveis de testosterona, perda de massa muscular e comprometimento da performance física e sexual. Também pode atingir as mulheres e devastar o corpo feminino. Quando a conversão é excessiva, tem o poder de levar a desequilíbrios hormonais, ganho de peso e formação de tumores.

Tirar vantagens da ação anabólica desses dois hormônios requer mais do que simplesmente aumentar seus níveis. Na verdade, níveis muito altos de testosterona muitas vezes fazem o efeito contrário ao desejado, comprometendo sua ação anabólica.

Quem deseja usar estímulos androgênicos, ou drogas, não deve fazê-lo sem supervisão médica, para não correr o risco de estimular o declínio de esteroides no organismo.

Testosterona e o máximo de efeito anabólico

O mais anabólico dos hormônios esteroides são os androgênicos. Muitas pessoas apresentam níveis baixos de androgênio por se alimentarem mal, por abuso de drogas, toxicidade química, treinamento físico excessivo ou envelhecimento.

A testosterona, com seu poder anabolizante, pode ser convertida em outros andrógenos, em especial o DHT, a chamada testosterona ruim por, supostamente, causar efeitos indesejáveis à próstata. Porém já há evidências de que o DHT talvez não contribua para o aumento de próstata mas, sim, o hormônio feminino, estrógeno.

Aromatização: o pesadelo do homem

A aromatização, conversão de testosterona em estrógeno, no organismo, transformou-se no mais terrível dos pesadelos do homem moderno. Esse processo tende a ser mais importante com o envelhecimento, mas muitos jovens adultos já sofrem esse processo de forma expressiva.

A enzima que transforma androgênio em estrógeno, chamada aromatase, é estimulada por determinados químicos industriais com estrutura similar ao hormônio feminino estrógeno. Esses químicos são comumente encontrados em alimentos, água (mesmo tratada) e em produtos de uso comum.

Para combater o excesso de estímulo da aromatase, deve-se adotar uma suplementação com elementos de ação antiestrogênica, bem como evitar o contato com estimulantes que mimetizam o estrógeno. Também é de suma importância eliminar da dieta alimentos que contenham aromatase, o que inclui produtos como pesticidas, herbicidas e compostos alimentares estrogênicos, como os encontrados na soja e na papoula.

Algumas drogas antiaromatase encontram-se disponíveis, mas apresentam severos efeitos colaterais. A eficiência do tratamento natural antiaromatase, via fitoterápicos ou suplementos nutricionais, somente agora está ganhando reputação, pois há crescentes evidências científicas de que determinados compostos fitoterápicos, encontrados em óleos e alimentos, podem inibir a atividade da aromatase. Pesquisas adicionais devem ser mais conclusivas sobre a magnitude e eficiência terapêutica desses compostos.

Notáveis fontes naturais de nutrientes antiaromatase são: alho, cebola, flor de maracujá, camomila, laticínios de gado orgânico, cúrcuma, nozes, sementes cruas e ômega 3 de peixe selvagem.

EXCESSO DE ESTRÓGENO NO AMBIENTE E OS ALIMENTOS

Nunca, em tempo algum, o corpo humano ficou tão exposto como hoje ao estrógeno, pois a maioria da alimentação convencional é estrogênica.

Vegetais e frutas são tratados com pesticidas. Quase todos os alimentos contêm substâncias que mimetizam estrógeno. No Brasil, carne e laticínios, felizmente, não apresentam altos índices de hormônios, como em outros países. Porém, se a alimentação do gado for de ração transgênica e carregada de pesticida, acaba funcionando como elemento estrogênico: a carne fica macia pelo efeito estrogênico das rações. E pasme: isso é valorizado!

Não somos, os humanos, adaptados a tais cargas de estrógeno na alimentação e no ambiente, nem contamos com genes programados para essa dominância estrogênica. Os resultados já se fazem notar e não são alentadores.

HIPERFEMINILIZAÇÃO NO MUNDO

O equilíbrio ecológico foi perdido. Atualmente, observa-se um processo desenfreado de superfeminilização em todo o mundo. Determinadas espécies de vida marinha estão se tornando estéreis e virtualmente condenadas à extinção devido à contaminação pelo petróleo, plásticos e outros químicos estrogênicos nos oceanos, lagos e rios. Homens, mulheres e crianças tornam-se cada vez mais obesos devido aos efeitos do excesso de estrógeno. O crescimento de casos de câncer e de doenças relacionadas a esse hormônio têm chegado quase a proporções epidêmicas, tanto em homens como em mulheres.

Ironicamente, muitos produtos alimentares fabricados e indicados para favorecer a saúde e a perda de peso agem exatamente de forma contrária. Entre eles (todos promovem estrógeno), destacam-se barras de proteínas e *shakes* produzidos com proteína de soja e aditivos químicos derivados de petróleo.

Deve-se recusar todo alimento que estimule o estrógeno. É urgente lutar por uma alimentação rica em nutrientes que mantenham a integridade hormonal das populações.

INSULIN-LIKE GROWTH FACTOR 1 (IGF1)

O IGF1 e a insulina agem como anabolizantes para as células musculares. Um estado de alta sensibilidade à insulina pode levar a um potente impacto no crescimento muscular. Entretanto, ao contrário do IGF1, a atividade anabólica da insulina pode determinar ganho de gordura indesejável.

Com o objetivo de não comprometer a ação anabólica do hormônio do crescimento e do IGF1, já que ambos afetam os músculos profundamente, tanto no crescimento como na queima de gordura, deve-se evitar a restrição crônica de carboidratos. Ponderação é o melhor caminho.

O PAPEL DA INSULINA NO GANHO MUSCULAR E NA QUEIMA DE GORDURA

Entre os hormônios, a insulina talvez seja o mais mal entendido e provavelmente o mais controverso.

Devido ao aumento de popularidade da atual alimentação pobre em carboidratos, há um crescente número de pessoas com carbofobia: enxergam a insulina como um hormônio capaz de provocar ganho de gordura e doenças. De fato, a hiperinsulinemia, ou excesso de produção de insulina, tem sido a principal causa da moderna epidemia de ganho de peso, obesidade e diabetes. Porém, o que muitos não entendem é que, apesar da sua reputação como um inibidor da queima de gordura, a insulina é muito importante para o ganho de massa muscular e também para a queima de gordura.

Atualmente, muitas pessoas optam por seguir uma alimentação extremamente pobre em carboidratos, esperando minimizar a atividade da insulina e perder peso. No entanto, poderão ver frustrados seus desejos. Insulina e IGF1 trabalham juntos, num movimento que pode parecer contraditório ou confuso, mas não é. Se o IGF1 aumenta, haverá diminuição dos níveis de insulina. Daí a importância de promover o ponto de equilíbrio que permita usufruir o benefício dos dois hormônios, pois só assim teremos o máximo de estímulo de crescimento muscular e queima de gordura.

Vitaminas

Atuam contra o estresse muscular, nervoso e cardíaco. Melhoram a geração de energia e incrementam a performance por meio do metabolismo de aminoácidos e proteínas. A orientação médica é indispensável para determinar a dosagem individual necessária a cada paciente.

VITAMINAS LIPOSSOLÚVEIS

BETACAROTENO (PRÓ-VITAMINA A)

Antioxidante básico. Protege tecidos, articulações, pulmões e diminui a geração de radicais livres e a oxidação das gorduras. Estudos mostram redução do nível plasmático de beta caroteno após o exercício, sugerindo que essa vitamina protege contra o aumento do estresse oxidativo durante a atividade física.

a) **Dosagem** – 10.000 a 50.000 ui.

b) **Possíveis efeitos colaterais** – Ingestão prolongada em altas doses pode causar pigmentação amarelada da pele, principalmente em mãos e pés, sem efeito lesivo para o organismo. Deve-se evitar suplementos de betacaroteno com medicamentos que já o contenham, em especial durante a gravidez, uma vez que pode causar problemas ao feto.

CoQ$_{10}$ (UBIQUINONA)

Potente antioxidante endógeno, a CoQ$_{10}$ estimula reações metabólicas como as do complexo processo de transformação do alimento em ATP (Trifosfato de Adenosina), energia que movimenta o organismo. É importante para quem se exercita, pois atua como cofator na produção de energia celular. Produzida pelo organismo, encontra-se em concentração aumentada nas mitocôndrias, áreas das células que produzem energia. Melhora a capacidade aeróbica do atleta, diminuindo o cansaço e ajudando na redução de massa gordurosa, estimula o sistema imunológico e a saúde cardíaca. Em obesos, reduz o risco de gordura no fígado. Ajuda a manter a pressão arterial em níveis normais e atua como suporte para o sistema nervoso.

Outro importante papel da CoQ$_{10}$ é seu poder de reduzir sinais de envelhecimento natural, também prevenindo a velhice precoce de forma geral, uma vez que protege contra o encurtamento dos telômeros. Além dessas fantásticas qualidades, a CoQ$_{10}$ atua contra doença de Parkinson, Alzheimer e câncer.

a) **Dosagem** – 30 a 90 mg ao dia, podendo ser usada até em valores maiores. É melhor absorvida quando associada à vitamina E ou a ácidos graxos essenciais (ômega 3 e 6).

b) **Possíveis efeitos colaterais** – a falta de CoQ$_{10}$ ocorre principalmente por algum problema de síntese. O resultado é perda de energia, essencial à boa performance nas atividades físicas, em especial as de resistência. Quando em baixa no organismo, o envelhecimento precoce é o primeiro efeito colateral notável, pois essa vitamina essencial recicla outros antioxidantes, como as vitaminas C e E. Deficiência de CoQ$_{10}$ acelera lesões de DNA mitocondrial e ocasiona consequentes mutações que não poderão ser revertidas. Portanto, é importante seu uso preventivo. A CoQ$_{10}$ também pode reduzir a resposta orgânica a anticoagulantes, como *Warfarin*.

Saiba mais

Onde encontrar – Embora sua concentração nos alimentos ainda não esteja bem estabelecida, sabe-se que CoQ_{10} encontra-se em peixes, carne de gado criado a pasto, órgãos (fígado, rins e coração) e germes de grãos integrais. A única preocupação deve ser a qualidade do produto a ser consumido, de modo a garantir a melhor Coenzima Q_{10} possível.

Popularidade em alta – A Coenzima Q_{10} é o 5º suplemento mais popular consumido nos Estados Unidos, segundo o Consumerlab.com. Não é de estranhar, pois certamente todas as pessoas precisam dela. A CoQ_{10} é, na verdade, usada por todas as células do corpo para manter suas funções diárias. É também conhecida como "ubiquinona", cuja raiz é "ubíquo" – aquilo que está em toda parte ao mesmo tempo. A CoQ_{10} está presente na maioria dos tecidos, mas sua maior concentração encontra-se no coração, fígado, pâncreas e rins. Sua mais baixa concentração está nos pulmões. No sangue humano, seus valores normais estão entre 0,30 e 3,84 mcg/mililitro.

Assimilação prejudicada – Após os 40 anos, o consumo elevado de estatinas pede que se controle melhor os índices de CoQ_{10} no corpo, pois as estatinas podem atuar de forma negativa sob alguns aspectos. Algumas drogas, para reduzir colesterol, como estatinas, e alguns agentes para baixar a glicemia, reduzem os níveis de CoQ_{10} no sangue e também diminuem o efeito da suplementação da Coenzima Q_{10}. Por sua vez, betabloqueadores, medicações que reduzem o ritmo cardíaco e baixam a pressão, podem inibir as reações das enzimas dependentes de CoQ_{10}.

Usando estatinas – Convém assegurar com o médico se o produto receitado é o mais eficiente. Essas medicações agem reduzindo uma enzima no fígado que, além de diminuir a produção do colesterol, diminui também a produção de CoQ_{10}.

E quando isso acontece, aumentam os riscos de surgirem várias doenças. A CoQ_{10} é benéfica para a boa função cardíaca e muscular e a sua depleção causa fadiga, fraqueza muscular, dores musculares e eventualmente falência cardíaca. Portanto, é vital que você suplemente a CoQ_{10} se estiver tomando estatina.

Em várias frentes – A CoQ_{10} pode aumentar a força de contração do coração e reduzir a necessidade de insulina em indivíduos diabéticos. Em pacientes com câncer, a CoQ_{10} tem sido usada para proteger o coração da cardiotoxicidade induzida pela *Anthracyclina*, medicação da família das drogas quimioterápicas, incluindo a *Doxorubicin*, que tem potencial de lesar o coração. Pacientes com câncer frequentemente apresentam baixa concentração sanguínea de CoQ_{10}, o que pode ser um sinalizador.

Acima dos 25 anos – Nessa faixa de idade, a forma reduzida de CoQ_{10}, ubiquinol, é a mais indicada. A explicação é simples: para se beneficiar do nutriente necessário à produção de energia celular e ajudá-lo a reduzir os sinais do envelhecimento, o corpo precisa converter ubiquinona em ubiquinol, já que a forma reduzida é superior para a saúde por diversas razões. Acontece que, acima dos 25 anos de idade, o corpo perde a capacidade de fazer essa conversão. Outros fatores também podem comprometer esse processo, quais sejam:

- maior demanda metabólica;
- estresse oxidativo;
- deficiência de fatores requeridos para a biossíntese e conversão em ubiquinol;
- mudanças genéticas do envelhecimento;
- insuficiente ingestão de CoQ_{10} na dieta;
- efeitos gerados por doenças.

Portanto, quem está acima dos 40 anos deve consumir a CoQ_{10} na forma reduzida, pois será mais efetivamente absorvida pelo corpo. Quem tem menos de 25 anos, porém, ainda consegue absorver CoQ_{10} normalmente e usar a forma mais simples, que é a oxidada (ubiquinona).

Ubiquinol: benefícios superiores – CoQ_{10} na forma reduzida, o ubiquinol é um dos poucos suplementos altamente benéficos para todos os adultos. Ela permite que não se fique dependente do organismo para transformar ubiquinona em ubiquinol. Para ter em mente: no plasma de uma pessoa saudável, mais de 90% do CoQ_{10} existe na forma reduzida (ubiquinol). Com ubiquinol, o corpo absorve CoQ_{10} já na forma ativa de que necessita, o que garante mais benefícios para a saúde. O ubiquinol é mais efetivo no antienvelhecimento, no metabolismo do colesterol e no estresse oxidativo.

A CoQ_{10} e a ação de antioxidantes – O organismo precisa de dois tipos de antioxidantes: solúveis em água (hidrofílico) e solúveis em gordura (hidrofóbico). Cada um deles atua de formas diferentes em células e tecidos com o objetivo de varrer radicais livres.

Os antioxidantes solúveis em água estão presentes em fluidos aquosos, como o sangue, e como fluidos intra e extracelulares. Eles reagem com oxidantes no citosol, a porção líquida do citoplasma, e no plasma sanguíneo. Exemplos: vitamina C, glutationa, catequinas, antocianidinas, polifenois e resveratrol.

Os antioxidantes solúveis em gordura estão localizados nas membranas celulares e lipoproteínas. Protegem as membranas celulares da peroxidação lipídica. Exemplos: vitamina E, vitamina A, betacaroteno, astaxatina e ubiquinol ou CoQ_{10}.

Para uma correta estratégia contra a oxidação, precisamos de ambos os tipos de antioxidantes para termos a proteção mais eficiente possível, ou seja, em todas as partes das células. Os antioxidantes solúveis em água reparam o interior das células, enquanto os antioxidantes solúveis em gordura reparam as gorduras e membranas celulares. Já o ubiquinol, ou CoQ_{10}, age como antioxidante, reciclando as vitaminas C e E.

VITAMINA A (RETINOL)

Essencial para o crescimento, desenvolvimento e manutenção da saúde de pele, unhas e olhos. Atua também na recuperação de feridas.

a) **Dosagem** – 5.000 a 10.000 ui.

b) **Possíveis efeitos colaterais** – A ingestão prolongada de excessos de vitamina A – 50.000 ui ao dia, por exemplo – pode ter efeitos tóxicos.

VITAMINA D (COLECALCIFEROL)

Essencial para o metabolismo de cálcio e fósforo. Indispensável para manter ossos e dentes fortes. Músculos e ossos melhoram suas funções na presença dessa vitamina, que precisa da luz do sol para ser sintetizada pelo organismo.

a) **Dosagem** – 1.000 a 10.000 ui.

b) **Possíveis efeitos colaterais** – Em altíssimas doses, causa náuseas e desconforto gastrointestinal.

Saiba mais

Integridade – Inúmeros estudos alertam sobre o poder nocivo do Sol, causa do envelhecimento precoce e do câncer de pele, cujos índices aumentam a cada ano. Especialistas recomendam o uso de filtros solares como proteção. Tudo bem, mas não exagere: a humanidade não se desenvolveu na sombra. Tomar sol sem proteção deve fazer parte dos hábitos saudáveis de qualquer pessoa, pois é fundamental para a síntese da vitamina D no organismo. Lembre-se: a vitamina D é que mantém a integridade de músculos e ossos.

Força e agilidade – A vitamina D não tem apenas a função de aumentar o nível de cálcio e a densidade óssea, diminuindo, assim, o risco de fraturas. Ela também estimula o fortalecimento muscular. Num estudo feito com 4.100 pacientes, divididos em cinco grupos, conforme os níveis de vitamina D que apresentavam e também pela atividade física que praticavam habitualmente, os resultados foram claros: os que tinham maiores teores de vitamina D eram mais fortes e ágeis e reagiam aos testes com melhor desempenho, independentemente de serem mais ou menos ativos e do sexo a que pertenciam.

Pernas fortes – Em pessoas com 60 anos ou mais, a vitamina D, em concentrações maiores que 40 nmol/L, contribui com significativa melhora das funções dos membros inferiores. Com base nesses dados, os pesquisadores concluíram que maiores concentrações de vitamina D garantem a melhoria das funções músculo-esqueléticas, o que permite afirmar que a suplementação dessa vitamina facilita as funções musculares, o que pode ser bastante significativo, especialmente para atletas.

Marcador de risco – A vitamina D também é importante como marcador de risco de doenças cardiovasculares, diabetes, artrite reumatoide, câncer e esclerose múltipla. Por sua importância, não deve ser relegada a segundo plano no que diz respeito à saúde. Otimizar os níveis de vitamina D é uma forma de manter músculos e ossos resistentes e saudáveis. Não esqueça: é preciso tomar sol diretamente sobre a pele sem proteção para o organismo poder sintetizá-la. Por dia, 15 ou 20 minutos são mais que suficientes.

VITAMINA E (ALFATOCOFEROL)

Antioxidante básico, protetor dos glóbulos vermelhos e essencial para a respiração celular. Reduz agressões no coração, em tecidos, articulações, e diminui a geração de radicais livres e oxidantes das gorduras.

a) **Dosagem** – 200 a 800 ui.

b) **Possíveis efeitos colaterais** – Prolongada ingestão de megadoses de vitamina E pode causar desconforto estomacal e reações adversas no fígado e na pele.

Astaxantina

É um superantioxidante natural, mais potente que betacaroteno, vitamina E, licopeno, luteína e CoQ_{10}. Melhora a performance muscular e a recuperação física, reduz inflamações, dores musculares e articulares após exercícios vigorosos, aumenta força e resistência. Esse incrível varredor de radicais livres é produzido pela microalga *Haematoccous pluvialis*.

a) **Dosagem** – 4 mg ao dia.

b) **Possíveis efeitos colaterais** – Altas dosagens causam efeito oxidativo.

Vitamina K

Atua no mecanismo de coagulação do sangue.

a) **Dosagem** – 50 a 500 mcg.

b) **Possíveis efeitos colaterais** – A vitamina K sintética (menadiona) é tóxica em dosagens excessivas.

Saiba mais

Vitaminas K e D – Nos últimos tempos, temos encontrado cada vez mais evidências científicas dos benefícios da vitamina D. São tantos, que se impôs como a mais importante da década. Mas, a vitamina K vem conquistando espaço nas pesquisas e tem se firmado como outro nutriente muito expressivo, reconhecido como o grande potencializador da vitamina D, quando usadas simultaneamente, e indispensável no combate à osteoporose e doença cardíaca.

Falta notável – Há muitas pesquisas enfocando a interação entre a vitamina K e a vitamina D, no que diz respeito ao fortalecimento ósseo e saúde cardiovascular. De acordo com o Dr. Ceesvermeer, um dos maiores pesquisadores da vitamina K, quase todas as pessoas são carentes dela, assim como de vitamina D. A vitamina K, que absorvemos pela alimentação, pode até ser suficiente para manter uma coagulação sanguínea adequada, porém não garante proteção contra:

- osteoporose;
- doença cardiovascular;
- varizes;
- câncer de pulmão, próstata, fígado;
- demência e outros problemas cerebrais;
- doenças infecciosas;
- cáries etc.

Combinação ativa – Não é nenhuma novidade a importância da vitamina D na absorção de cálcio, promovendo melhoras nos ossos. Porém, novas evidências sugerem que a vitamina K é a que direciona o cálcio para ser absorvido pelo esqueleto, evitando que ela se deposite onde não deve, como em articulações (artroses), artérias (aterosclerose) e órgãos (cálculo vesicular, cálculo renal, catarata). Fica, portanto, evidente a importância da vitamina K, pois sem ela a ação da vitamina D pode fazer o cálcio se fixar onde não deve, em detrimento dos ossos.

Formas de Vitamina K – São duas as formas de vitamina K: K_1 e K_2.

a) Vitamina K_1: encontra-se nos vegetais. Vai direto para o fígado e ajuda a manter a coagulação sanguínea dentro dos parâmetros desejáveis.

b) Vitamina K_2: é produzida por bactérias. Está presente em grandes quantidades no aparelho digestivo, porém não é absorvida por ele com facilidade. A vitamina K_2 vai direto para as paredes dos vasos sanguíneos, ossos e outros tecidos, exceto do fígado.

Formas de Vitamina K_2 – São elas: MK 4, MK 7, MK 8 e MK 9. A mais desejável é a MK 7, que apresenta maiores aplicações práticas. A MK 7 é extraída de um produto derivado da soja fermentada, a *Natto*. Você pode conseguir quantidades importantes de vitamina K_2 consumindo Natto, porém poucas pessoas toleram seu cheiro e texturas preferindo a vitamina na forma de suplemento. O consumo de queijos fermentados também é uma boa fonte de vitamina K_2.

Vitamina K, vitamina D e doença cardiovascular – Quando agredido, o corpo responde com uma reação inflamatória que causa deposição de cálcio nos tecidos lesados. Se isso ocorre em um vaso sanguíneo, podem surgir manifestações imperceptíveis de doença arterial coronariana, ou seja, formação de placas na artéria, abrindo a possibilidade da ocorrência de um ataque cardíaco. A vitamina D e vitamina K agem juntas para aumentar a proteína GLA ou MPG, responsável pela proteção dos vasos sanguíneos contra a calcificação. Essa proteína é tão importante, que pode ser usada como referência da condição vascular e cardíaca através de medição laboratorial.

Estudos confirmam – A vitamina K ativa uma proteína, a osteocalcina, produzida pelos osteoblastos, que ajuda a assimilar o cálcio nos ossos e evita seu depósito nas artérias.

O aumento da ingestão de vitamina K_2 reduz o risco de doença coronariana. Em 2004, o estudo Rotterdam foi o primeiro a demonstrar o efeito da vitamina K_2 no prolongamento da vida. As pessoas que tiveram uma alta ingestão de vitamina K_2 apresentaram 50% menos risco de morte por doença coronariana e menos calcificação das artérias do que as pessoas com baixo consumo dessa vitamina.

Em estudo subsequente, que observou 16 mil pessoas durante 10 anos, os pesquisadores perceberam que cada 10 mcg adicionais de vitamina K_2 provocavam significativa redução de 9% em eventos cardíacos.

Estudos com animais mostram que a vitamina K_2 não apenas previne o endurecimento das artérias como pode reverter o problema em artérias altamente calcificadas pela ativação da GLA. Outros estudos mostram que pessoas com calcificações severas apresentavam alta porcentagem de osteocalcina inativa, o que indica uma deficiência geral de vitamina K_2.

Suplementação de cálcio e risco cardíaco – Em recente estudo, observou-se que pessoas que tomavam suplemento de cálcio estavam mais propensas a um ataque cardíaco. No entanto, isso não significa que o cálcio seja o culpado. A verdade é outra: pessoas que ingeriram apenas cálcio, comparados com outros que, além do cálcio, ingeriram magnésio, vitamina D e vitamina K_2, podiam apresentar efeitos adversos como a formação de placas de aterosclerose nas artérias coronarianas, causa de ataques cardíacos. Portanto, quem toma cálcio deve equilibrá-lo com vitamina D e vitamina K. Aos atletas, recomendo usar ainda suplementos de magnésio, sílica e ômega 3, além de praticar exercícios resistidos, que ajudam a produzir massa muscular.

O mito do cálcio – Países com maior taxa de consumo de cálcio, como EUA, Canadá e Escandinávia, apresentam as maiores incidências de osteoporose. É o chamado paradoxo do cálcio. Mas isso ocorre porque o cálcio é consumido de forma errada, sem levar em consideração a necessidade de combiná-lo com vitamina K, responsável por direcioná-lo aos lugares corretos, sem deixar que se acumule em artérias, rins, vesícula, articulações ou olhos, gerando problemas como aterosclerose, cálculos, artroses e cataratas.

Osteoporose – Um dos métodos mais usados para se diagnosticar osteoporose é através do DEXA (conhecido como densitometria óssea), um exame de raios X de corpo inteiro que mede a densidade óssea, ou o grau de mineralização dos ossos. Mas ossos fortes são bem mais do que ossos densos. E essa é a razão de por que remédios, como os bifosfatos, têm falhado no combate à osteoporose.

Os ossos são feitos de minerais e matéria-prima de colágeno. Os minerais dão rigidez e densidade aos ossos, mas é o colágeno que lhes oferece flexibilidade. Sem boa flexibilidade, racham e ficam propensos a se quebrar com facilidade. Dessa forma, densidade não é sinônimo de resistência.

Remédios que aumentam muito a densidade óssea por incorporarem uma boa quantidade de minerais favorecem o aparecimento de rachaduras ósseas e propensão a fraturas. Medicações desse tipo destroem os osteoclastos que participam do processo normal de remodelação óssea. O melhor modo de refazer os ossos é por meio de exercícios, terapias nutricionais, hormônios como progesterona e do crescimento (HGH) e vitaminas D e K.

Vitaminas Hidrossolúveis

Vitamina C (ácido ascórbico)

Antioxidante básico essencial para o crescimento dos tecidos, a vitamina C atua na recuperação de feridas e na absorção de cálcio e ferro. Participa da utilização do complexo B e do ácido fólico pelo organismo, na biossíntese de neurotransmissores, na regulação do colesterol e na formação de colágeno. Protege tecidos e articulações de agressões causadas por radicais livres.

O uso da vitamina C antes e após o exercício reduz a oxidação, segundo estudos realizados na Universidade de Torku, Finlândia. Durante o exercício, aumenta a vitalidade e o vigor, possivelmente por proteger a integridade das membranas mitocondriais, garantindo a máxima produção de energia nas mitocôndrias do tecido muscular.

a) Dosagem – 300 a 3.000 mg.

b) **Possíveis efeitos colaterais** – Não é tóxica, mas sua ingestão excessiva pode causar distensão abdominal, gases, flatulência e diarreia. Indivíduos sensíveis aos nutrientes ácidos devem usá-la na forma de ascorbato bufferizado.

Vitamina B1 (tiamina)

Essencial para metabolizar alimentos e liberar energia para as funções celulares.

a) **Dosagem** – 5 a 100 mg.

b) **Possíveis efeitos colaterais** – Não é tóxica em doses orais.

Vitamina B2 (riboflavina)

Essencial para metabolizar alimentos e gerar energia para as funções celulares. Importante na formação de glóbulos vermelhos e na ativação de outras vitaminas do complexo B. Atletas têm uma necessidade maior da vitamina B2, bastante solicitada na atividade física.

a) **Dosagem** – 5 a 100 mg.

b) **Possíveis efeitos colaterais** - Não é tóxica. Doses, de moderadas a altas, podem causar coloração amarelada na urina sem nenhuma consequência orgânica.

Vitamina B3 (niacina)

Essencial para metabolizar os alimentos e liberar energia para as funções celulares. Vital para o transporte de oxigênio e ácidos graxos pelo sangue e na formação dos ácidos nucleicos. É o constituinte principal de diversas coenzimas importantes.

a) **Dosagem** – 20 a 100 mg.

b) **Possíveis efeitos colaterais** – Não é tóxica em doses normais. Altas doses (100 mg ou mais) podem causar formigamento, vermelhidão e rubor no corpo, assim como desconforto epigástrico. Ingestão prolongada de vitamina B3 acima de 3 mg ao dia pode elevar enzimas hepáticas e causar danos ao fígado.

Vitamina B5 (ácido pantotênico)

Participa da metabolização dos alimentos e da liberação de energia para as funções celulares. É vital na biossíntese de hormônios e como suporte das glândulas adrenais. Atletas apresentam demanda metabólica aumentada dessa vitamina.

a) **Dosagem** – 10 a 1000 mg.

b) **Possíveis efeitos colaterais** – Não é tóxica. Doses muito altas (10 g ou mais) causam diarreia.

Vitamina B6 (piridoxina)

Está envolvida na metabolização dos alimentos e liberação de energia. É essencial para o metabolismo dos aminoácidos e proteínas, promovendo aumento de performance. Participa na regulagem do equilíbrio hidroeletrolítico. É importante na produção de anticorpos. Atletas costumam ter um consumo aumentado dessa vitamina. O uso de contraceptivo oral pode causar deficiência de vitamina B6.

a) **Dosagem** – 5 a 200 mg.

b) **Possíveis efeitos colaterais** – Em doses altas (500 mg ao dia) e uso prolongado, pode ser tóxica e causar danos neurológicos.

Vitamina B12 (cobalamina)

É vitamina essencial para a formação normal de glóbulos vermelhos. Atua no metabolismo dos alimentos, na liberação de energia e na manutenção do sistema nervoso e de células epiteliais (da superfície da pele e das camadas mucosas). Promove o adequado suporte de oxigênio aos tecidos.

a) **Dosagem** – 10 a 500 mg.

b) **Possíveis efeitos colaterais** – Não é tóxica.

Folato (ácido fólico)

Essencial na formação das células sanguíneas, especialmente glóbulos vermelhos e brancos. Participa da biossíntese de ácidos nucleicos, inclusive RNA/DNA (ácido ribonucleico e ácido desoxirribonucleico).

a) **Dosagem** – 200 a 400 mcg.

b) **Possíveis efeitos colaterais** – Não é tóxico. O uso em excesso pode mascarar deficiência de vitamina B12.

Biotina

A biotina é essencial para o metabolismo dos alimentos e a liberação de energia. Participa da biossíntese dos aminoácidos, ácidos nucleicos e ácidos graxos essenciais. Importante no metabolismo dos carboidratos.

a) **Dosagem** – 300 a 600 mcg.

b) **Possíveis efeitos colaterais** – Não é tóxico.

Complexo B

As vitaminas B precisam estar em equilíbrio para atuarem de forma correta nos processos metabólicos. Assim, sempre que se usar alguma vitamina B em altas doses deve-se fazer suplementação com o complexo B, capaz de fornecer quantidades básicas necessárias de vitaminas B para manter a integridade dos processos bioquímicos no organismo. Essencial para a saúde dos nervos, incrementar o metabolismo dos carboidratos e evitar câimbras.

a) **Dosagem** – 100 a 200 mg.

b) **Possíveis efeitos colaterais** – Não é tóxico.

Minerais

Exercício intenso promove o aumento do consumo de diversos minerais pelo organismo. Daí a importância da suplementação. O atleta precisa de minerais para o bom desenvolvimento dos ossos, da velocidade e resistência, assim como para melhorar sua condição anabólica. As funções dos minerais dependem intimamente das relações entre eles próprios e com vitaminas, hormônios e enzimas. Nenhum mineral funciona isoladamente no organismo.

Cálcio (Ca^{++})

Essencial para ossos e dentes fortes. É um cofator vital na produção de energia celular e para o bom funcionamento de músculos, nervos e coração.

a) **Dosagem** – 200 a 1200 mg.

b) **Possíveis efeitos colaterais** – A ingestão prolongada de cálcio em excesso, com vitamina D também em excesso, pode causar hipercalcemia de ossos e partes moles (articulações, rins, artérias, vesícula biliar) e levar a um desequilíbrio mineral.

Magnésio (Mg^{++})

Atua de muitas formas no metabolismo do atleta. É catalisador essencial para a transformação dos alimentos e liberação de energia, é também um cofator na formação do RNA/DNA, na ativação enzimática e nas funções nervosas. Associado ao potássio, aumenta a energia e a resistência, diminuindo a formação de ácido láctico e a fadiga muscular. Promove aumento da contração cardíaca e maior resistência no exercício.

a) **Dosagem** – 150 a 600 mg.

b) **Possíveis efeitos colaterais** – Doses extremamente altas (30 g) podem ser tóxicas em pessoas com problemas renais. Doses acima de 400 mg podem causar um efeito laxativo, inclusive diarreia.

POTÁSSIO (K^+)

Eletrólito básico, é importante na regulação do pH (equilíbrio ácido/básico) e do nível de água no organismo. Indispensável para as funções normais de músculos e nervos, aumenta a resistência no exercício. Nossa dieta moderna é muito rica em sódio, causando normalmente uma deficiência em potássio. Se isso ocorrer, é necessário fazer sua suplementação, especialmente em pessoas que se alimentam frequentemente com produtos refinados, industrializados. Atletas costumam perder muito potássio pela transpiração e podem precisar de suplementação de quantidades maiores desse eletrólito.

a) **Dosagem** – 1.500 a 5.000 mg.

b) **Possíveis efeitos colaterais** – Doses extremamente altas de cloreto de potássio podem ser tóxicas para os rins e causar arritmias cardíacas.

SÓDIO (Na^+)

Eletrólito básico, importante na regulação do pH (equilíbrio ácido/básico) e da água nos tecidos, bem como no funcionamento do sistema nervoso e da integridade celular.

a) **Dosagem** – 1.500 mg é o limite diário de ingestão.

b) **Possíveis efeitos colaterais** – Ingestão de sódio em excesso tem sido relacionada com hipertensão arterial e enxaquecas. Doses extremamente altas podem causar edemas.

Fósforo (P)

É constituinte da molécula fosfato, que possui importante função na produção de energia e na ativação das vitaminas B. Compõe o RNA/DNA, os ossos e os dentes.

a) **Dosagem** – 300 a 600 mg.

b) **Possíveis efeitos colaterais** - Basicamente tóxico. Porém, uma quantidade desproporcional de fósforo, em relação à ingestão de cálcio, pode causar deficiência em cálcio, gerando desequilíbrio mineral.

Zinco (Zu^{++})

Importante cofator em numerosas reações e processos enzimáticos. É constituinte estrutural dos ácidos nucleicos e da insulina. Está envolvido com paladar, cicatrização de feridas e digestão. Melhora a performance atlética. Exercícios intensos levam a um consumo aumentado desse mineral pelo organismo, com elevação de excreção urinária e diminuição na concentração sanguínea.

Níveis baixos de zinco podem causar algumas anormalidades hematológicas em mulheres que são corredoras. O zinco é importante na produção de glóbulos vermelhos. Sua suplementação, associada com ferro, pode elevar a produção de proteínas e globulinas e ajudar a resolver possíveis quadros de anemia.

a) **Dosagem** – 15 a 30 mg.

b) **Possíveis efeitos colaterais** – Doses extremamente altas (2 g ou mais ao dia), podem ser tóxicas. A ingestão excessiva (50 mg ou mais ao dia) leva à deficiência de cobre, o que gera desequilíbrio mineral e imunológico.

Ferro (Fe^{++} ou Fe^{+++})

O ferro combina-se a outros nutrientes para produzir proteínas sanguíneas vitais e participa do metabolismo alimentar. É crucial para os atletas por transportar oxigênio às células musculares. Muitos deles absorvem quantidade insuficiente deste mineral. Cerca de 80% das mulheres que se exercitam apresentam deficiência de ferro, o que pode reduzir a capacidade de resistência no exercício, causar dores musculares, cansaço, letargia, instabilidade e pouca concentração. É preciso suplementação, caso a deficiência seja diagnosticada.

a) Dosagem – 10 a 30 mg.

b) **Possíveis efeitos colaterais** – A ingestão prolongada de ferro pode ser tóxica, afetando fígado, pâncreas, coração e aumentando a suscetibilidade para infecções. As formas de ferro que não costumam ser bem assimiladas (sulfato ferroso ou gliconato ferroso) podem causar constipação e desconforto abdominal. Para aumentar a assimilação dos suplementos de ferro, deve-se ingeri-los durante uma refeição associados à vitamina C.

Manganês (Mn^{++})

É um importante catalisador e cofator de diversas reações e processos enzimáticos. Atua na manutenção estrutural dos tecidos conectivo e esquelético, assim como da integridade celular.

a) Dosagem – 2 a 10 mg.

b) **Possíveis efeitos colaterais** – Com a ingestão prolongada de manganês em doses excessivamente altas, corre-se o risco de que se elevem suas concentrações no sistema hepático, com consequente desequilíbrio mineral.

Cobre (Cu^{++})

Essencial à produção de glóbulos vermelhos, participa ainda da manutenção dos sistemas esquelético e cardiovascular. Age com a vitamina C na biossíntese de colágeno e elastina.

a) Dosagem – 2 a 3 mg.

b) **Possíveis efeitos colaterais** – O uso prolongado de doses altas de cobre pode ser tóxico, especialmente em pessoas com doença de Wilson, uma doença metabólica rara, resultante de excesso de cobre acumulado no fígado, em células sanguíneas e no cérebro.

Iodo

É componente essencial dos hormônios tireoidianos, que regulam o crescimento e a taxa metabólica.

a) Dosagem – 50 a 300 mg.

b) **Possíveis efeitos colaterais** – O uso excessivo de iodo pode causar um aumento da glândula tireoide, induzir o aparecimento de lesões por acne na pele ou agravá-las, quando preexistentes.

Cromo (Cr^{+++})

Cofator vital nos processos que regulam a ação da insulina. Participa do metabolismo dos alimentos, da ativação enzimática e do controle do colesterol. O exercício intenso é capaz de promover diminuição desse mineral no sistema sanguíneo, assim como aumentar sua excreção urinária. Estudos em animais e humanos sugerem que o crômio picolinato ajuda na eliminação de gorduras e no ganho de massa muscular magra.

a) Dosagem – 200 a 500 mcg.

b) **Possíveis efeitos colaterais** – Não é tóxico em dosagens normais.

Selênio (Se)

É componente importante da enzima antioxidante glutationa, presente em glóbulos brancos e plaquetas. O selênio potencializa as qualidades da vitamina E.

a) **Dosagem** – 100 a 200 mcg.

b) **Possíveis efeitos colaterais** – A ingestão prolongada e de altas doses pode ser tóxica.

Aminoácidos

A sequência de 22 aminoácidos forma moléculas complexas, as proteínas, responsáveis por 20% do nosso peso. São componentes básicos de músculos, cabelos, unhas, pele e olhos, órgãos internos, especialmente o coração e o cérebro.

Essenciais e não essenciais

As proteínas apresentam uma sequência única de aminoácidos, com estrutura tridimensional, com longas cadeias ramificadas. A forma L (levorrotatória) de cada aminoácido é encontrada naturalmente nas proteínas, enquanto a forma D (dextrorrotatória) pode ser sintetizada, porém não produzida como parte da proteína corpórea.

Aminoácidos essenciais são os que o organismo não pode sintetizar e devem ser absorvidos pela alimentação. São eles: isoleucina, leucina, lisina, metionina, fenilalanina, treonina, triptofano e valina. Arginina e histidina são considerados semiessenciais para gestantes e crianças.

Os aminoácidos não essenciais são produzidos pelo próprio organismo para gerar músculos, cabelos e moléculas importantes, como os de hemoglobina, enzimas, anticorpos e hormônios (tireoidiano e insulina). Podemos ter deficiência de certos aminoácidos se a alimentação for deficiente em proteínas e determinadas vitaminas, minerais ou enzimas necessárias à produção de cada aminoácido.

TERAPIA COM AMINOÁCIDOS

É algo relativamente recente na medicina nutricional. Começou com o uso de determinados aminoácidos para suplementação em situações clínicas específicas. Há laboratórios que realizam exames do perfil de todos os aminoácidos, apontando sua exata situação de equilíbrio ou desequilíbrio. São úteis em muitos casos de doenças e para determinar a suplementação de atletas.

Sabe-se que atletas apresentam uma necessidade aumentada de proteínas quando comparados a não atletas. Como quantidade máxima de proteína a ser ingerida ao dia, estudos sugerem o equivalente a 1,5 g por 1 quilo de peso corpóreo, o que muitas vezes já se absorve pela alimentação. O consumo de grandes quantidades de proteína pode causar osteoporose e doença renal.

Para atletas que consomem menos proteínas que o necessário é importante a suplementação de determinados aminoácidos. Ao fazer uso de altas doses de algum aminoácido específico, deve-se sempre associar um complexo de aminoácidos que contenha todos os essenciais e não essenciais, evitando-se um possível desequilíbrio entre eles no organismo.

Aqui, vamos nos restringir à importância dos aminoácidos para melhorar a performance atlética.

BCAA (ESSENCIAL)

Conhecidos como aminoácidos do estresse, devem ser consumidos juntos e em proporções balanceadas. São eles: valina, isoleucina e leucina, fundamentais para a vida. Estão envolvidos com estresse, produção de energia, metabolismo muscular e são facilmente convertidos em ATP. Apesar de possuírem estruturas semelhantes, os aminoácidos de cadeia ramificada apresentam diferentes ações metabólicas. Enquanto a valina interage com carboidratos e a leucina com as gorduras, a isoleucina reage com ambos.

Os BCAA são os únicos aminoácidos usados diretamente pela musculatura esquelética como fonte de energia, com ação anabólica importante. Em atletas, apresentam excelente resultado na reparação dos tecidos lesados por estresse físico, em especial por corridas de longa distância ou intenso trabalho de levantamento de peso. Agem evitando o catabolismo, estado em que o músculo é degradado.

a) Dosagem – De 2 a 4 cápsulas de 500 mg, 1 hora antes do treino, e a mesma dose após o treino. Para alguns atletas, bastam 2 a 4 cápsulas após o treino. Atletas envolvidos em intensos treinamentos devem fazer uso de 5 g de leucina, 4 g de valina e 2 g de isoleucina por dia.

b) Possíveis efeitos colaterais – Não têm sido observados, pois mesmo consumido em altas doses é convertido em outros aminoácidos ou usado pelo corpo como energia.

Saiba mais

Substituto de esteroides – No desenvolvimento muscular, os BCAA, especialmente a leucina, estimula a síntese proteica (anabolismo) diretamente nos músculos. Os BCAA podem ser os substitutos de esteroides comumente usados por levantadores de peso. Agem promovendo um aumento de liberação de insulina, e, assim, estimulam indiretamente a síntese proteica, impedindo a degradação muscular. Contudo, não promovem mudanças de composição corpórea nem aumenta a performance no exercício.

Suplementação – Uma alimentação incluindo proteína animal fornece quantidades adequadas de BCAA para a maioria das pessoas. Mas atletas envolvidos em intensos treinamentos normalmente devem usar suplementos para evitar perdas musculares e aumentar o ganho de musculatura.

Suplementação especial – Durante extrema atividade física, estresse, cirurgia ou trauma, o sistema plasmático de BCAA cai, devendo ser suplementado. Não esqueça: sua normal metabolização depende de vitamina B_6, cobre, riboflavina, magnésio e alfaquetoglutarato (derivado de outro AA, ácido glutâmico).

LEUCINA (ESSENCIAL)

Componente do BCAA, é fundamental para a geração de músculos e essencial ao sucesso do programa de exercícios supra-aeróbicos.

Diferente de outros aminoácidos, que servem principalmente como peças para a construção da proteína dos músculos, a leucina tem um papel a mais: sinaliza à enzima mTOR muscular para aumentar a síntese proteica.

A leucina tem se mostrado um potente estimulador de síntese proteica muscular mesmo durante períodos de restrição alimentar ou após atividade física forte e prolongada. Com o aumento de concentração de leucina circulante há estímulo de mTOR nos músculos, e assim, para ganhar massa muscular, aumenta-se a leucina. A leucina também regula a produção de insulina e a glicemia.

Saiba mais

As melhores fontes – Destacamos como fontes de leucina os laticínios em geral, particularmente queijos de alta qualidade e *whey protein* – saiba que algo entre 500-1500 g de proteína, ingerida pela alimentação normal, pode ser substituída por apenas 100 g de *whey protein*. Deve-se evitar de usá-la na forma isolada, porque nessa condição contribui para a resistência à insulina. A melhor forma de consumi-la é em um *whey* de alta qualidade.

O organismo requer de 1,0 g a 3,0 g diárias de leucina. Para otimizar a ação anabólica, estima-se que sejam necessários entre 8 e 10 g ao dia.

Aminoácidos

Concentração de Leucina por 100 g de alimento	
Whey protein concentrado	8,0 g
Queijo Cheddar cru	3,6 g
Filé de vaca	1,7 g
Salmão	1,6 g
Amêndoas	1,5 g
Frango	1,4 g
Gema de ovo	1,4 g
Carne de porco	0,4 g
Leite de vaca	0,3 g

Lendo a tabela

Os dados indicam que para obter o mínimo de 8 g de leucina para fins anabólicos deveríamos consumir:

- ½ k de carne magra;
- 750 g de carne de frango;
- 1 ½ k de carne de porco;
- 16 ovos;
- mais que ½ kg de amêndoas (mais de 3 mil cal);
- metade de um queijo cheddar cru.

O mágico *whey protein* – Sem consumir impossíveis e maciças quantidades de alimentos e calorias, pode-se obter a mesma porção de leucina para ganhar massa muscular com somente 99,232 g de *whey protein*!

Carnosina (não essencial)

A carnosina se compõe de dois aminoácidos, beta-alanina e histidina, encontrados em muitos tecidos, mas especialmente nos músculos. É importante como potente antioxidante, por tamponar a acidez nos músculos e aumentar a sua performance. Útil também nos exercícios supra-aeróbicos, pois ajuda a reduzir a fadiga e o desconforto muscular.

Atletas têm grande necessidade de carnosina, fator determinante de alta performance no treino. Para este fim, é melhor usar beta-alanina, que parece ser o principal elemento na formação de carnosina.

Alanina (não essencial)

Encontrado em alimentos proteicos, é uma parte importante do tecido muscular humano. Diversos estudos sugerem ser liberado pelos músculos para o metabolismo energético do corpo. Acredita-se que sua suplementação, como os BCAA, possa ajudar a ganhar músculo. A isoleucina, um componente do BCAA, estimula a liberação de alanina dos músculos. Também ajuda a manter a glicemia como principal reserva energética para fígado e músculos.

a) **Dosagem** – 1,0 g.

b) **Possíveis efeitos colaterais** – Não há descrição de toxidade com o uso de doses elevadas desse aminoácido.

L Carnitina (não essencial)

É sintetizado pelo corpo a partir dos aminoácidos lisina e metionina. Participa da liberação de energia dos músculos, inclusive os do coração. Quando há aumento de carnitina proveniente dos músculos no tecido hepático, aumenta a velocidade de oxidação das gorduras e, como resultado, há um acréscimo de energia disponível. Seus cofatores são vitaminas C, B6, niacina, lisina e metionina.

A carnitina age transportando gorduras através das membranas mitocondriais, permitindo maior geração de energia. Quanto mais carnitina estiver disponível, mais rapidamente a gordura é transportada e maior quantidade de gordura é oxidada (queimada) em energia. Essa energia é armazenada não como gordura, mas, sim, como adenosina trifosfato (ATP), o catalisador de muitas atividades corpóreas, inclusive da contração muscular.

Com o aumento da velocidade de oxidação das gorduras, é possível se exercitar por mais tempo sem cansaço: uma boa alternativa para quem pratica exercícios de longa duração e para indivíduos que desejam emagrecer por meio de exercícios. Além disso, a oxidação mais rápida promove maior resistência muscular, principalmente para quem apresenta problemas neuromusculares.

a) **Dosagem** – 2 a 3 g ao dia, para uso terapêutico.

b) **Possíveis efeitos colaterais** – Não está relacionada com nenhum sintoma de toxicidade.

Saiba mais

Menos gordura – Estudos recentes mostram que a porcentagem de gordura corpórea diminui em relação à massa muscular e que há melhoras na recuperação do pulso de corredores que usam suplementos de carnitina. Também há sugestões de que a suplementação de carnitina pode aumentar a performance atlética.

Melhor oxigenação – A deficiência de carnitina costuma ocorrer em vegetarianos, em pessoas com alimentação pobre em proteínas ou que sofrem situações de baixo fornecimento de oxigênio, como ocorre em certas condições cardíacas desfavoráveis. Na Itália, a carnitina é prescrita para falência cardíaca, arritmia, angina pectoris e má oxigenação cardíaca.

Arginina (essencial)

Guanidofosfato, fosfoarginina e creatina são componentes altamente energéticos usados pelos músculos e todos são derivados da arginina. O uso de suplemento de creatina é muito comum atualmente entre os levantadores de peso, porque aumenta o nível de fosfato de creatina nos músculos e células nervosas, o que melhora o rendimento de exercícios de alta intensidade e curta duração. Com arginina, portanto, consegue-se mais matéria-prima para as "baterias celulares" e para incrementar o hormônio do crescimento.

Outros efeitos positivos da arginina: maior queima de gorduras e aumento do tecido muscular, provavelmente pelo estímulo do hormônio do crescimento; aumento da atividade do timo, estimulando as defesas imunológicas, acelerando a cicatrização de feridas e queimaduras; é protetor hepático e desintoxicante de substâncias químicas potencialmente lesivas.

a) **Dosagem** – 2 a 5 g, de estômago vazio, uma hora antes do exercício e antes de dormir. Aumentar lentamente a dosagem para evitar efeitos colaterais.

b) **Possíveis efeitos colaterais** – Desconforto abdominal ou náusea. Megadoses podem causar diarreia. Pessoas com diabetes devem ser muito cuidadosas com o uso desse aminoácido, por seu efeito no metabolismo dos carboidratos e da insulina.

Saiba mais

Maior oxigenação – Precursor do óxido nítrico, a arginina é usada pelo organismo para maior dilatação dos vasos sanguíneos e, assim, melhor oxigenação dos tecidos. No sexo, permite a ereção em homens impotentes e eleva a motilidade de espermetozoides. Associado aos aminoácidos ornitina, lisina e glutamina, irá potencializar o ganho de massa muscular e a produção do hormônio do crescimento. É importante no metabolismo muscular, pois fornece um meio de transporte, depósito e excreção do nitrogênio. Desempenha papel metabólico essencial no ciclo da ureia (sequências bioquímicas que geram nitrogênio e proteína).

Melhor performance – Aumenta a performance no exercício, pois é um dos componentes principais, junto com a glycina, na produção de creatina no fígado.

Desequilíbrio e herpes – Quando em desequilíbrio com lisina, é possível ocorrer episódios de herpes simples em pessoas infectados com esse vírus. O uso de alimentos ricos em lisina ou a suplementação de lisina, ou ambos, pode ajudar a inibir esses episódios. Normalmente, o organismo produz a quantidade adequada de arginina. Mas se estiver desnutrido ou em estresse de forma crítica, talvez não consiga produzi-lo na quantidade requerida. Muitos grãos e chocolate possuem alta concentração de arginina em relação a outro aminoácido, a lisina, podendo causar desequilíbrio entre eles. A arginina está presente em muitas proteínas, incluindo carnes, derivados do leite e ovos.

ORNITINA (NÃO ESSENCIAL)

É produzida pelo organismo quando outro aminoácido, a arginina, é metabolizado durante a produção de ureia (constituinte da urina). Ambos apresentam estrutura e ação similares e são importantes no metabolismo do nitrogênio. Com o aumento de nitrogênio há ganho de massa muscular.

Alguns especialistas alegam que a ornitina promove aumento de massa muscular por estimular a produção de hormônio de crescimento.

a) **Dosagem** – 2 a 5 g antes de dormir.

b) **Efeitos colaterais** – Doses excessivamente elevadas podem causar insônia e diarreia.

Saiba mais

Associação desejável – Quando se suplementa ornitina oralmente, ela se converte em arginina. Acredita-se que a suplementação de ornitina é o melhor meio de incrementar a concentração de arginina. Age melhorando a performance atlética e estimula a cicatrização de feridas. O uso associado de ornitina com arginina potencializa sua ação terapêutica. Esse aminoácido encontra-se em especial em carnes, peixes, derivados de leite e ovos.

ORNITINA ALFA KETOGLUTARATO (OKG) (NÃO ESSENCIAL)

Não é um aminoácido na forma natural, mas, sim, uma associação de ornitina com duas moléculas de alfa ketoglutarato, um precursor da glutamina. Os aminoácidos que compreendem o OKG estão presentes nas proteínas, porém o composto OKG só é encontrado em suplementos.

Promove aumento da liberação de hormônios que estimulam a síntese muscular, como a insulina e o hormônio do crescimento, além de aumentar níveis musculares de arginina e glutamina. Ajuda na prevenção da degradação muscular e melhora a resposta imunológica.

Na França, onde foi criado, é usado para recuperação de tecidos após cirurgias, traumas, queimaduras e outras condições catabólicas.

a) **Dosagem** – Varia entre 2 e 4 g de OKG, três vezes ao dia, após as refeições.

b) **Possíveis efeitos colaterais** – Não se conhece nenhum registro.

L-LISINA (ESSENCIAL)

Potencializa a arginina. É necessária para o crescimento e ajuda na manutenção do balanço nitrogenado no organismo. Não pode ser produzida pelo corpo, devendo ser suplementada por meio de alimentos ou em cápsulas. Tem como cofatores: ferro, vitamina C e B_6.

a) **Dosagem** – 1 g (de estômago vazio), 1 hora antes do exercício e antes de dormir.

b) **Efeitos colaterais** – Em dosagens muito altas pode causar cálculo de vesícula e aumentar o colesterol sanguíneo. Nas dosagens de suplementação não foi descrito nenhum problema.

Saiba mais

Em várias frentes – Em 1981, na Universidade de Roma, segundo estudo do pesquisador A. Isidorie, foi demonstrado que o uso de uma combinação de lisina e arginina é cerca de 10 vezes mais potente, no que diz respeito aos resultados, do que o uso apenas de arginina.

A lisina é efetiva na redução de herpes simples, em doses diárias acima de 1,25 g, segundo estudo realizado em 1984 na *Clínica Mayo*, nos Estados Unidos.

A maioria das pessoas, mesmo os vegetarianos, consome adequada quantidade de lisina. Atletas envolvidos em atividades físicas vigorosas requerem maior consumo.

Linus Pauling, cientista norte-americano agraciado duas vezes com o prêmio Nobel, realizou estudos cujos resultados comprovaram o poder da lisina na manutenção da saúde dos vasos sanguíneos.

GLUTAMINA (ESSENCIAL)

É o aminoácido mais abundante no organismo. Encontra-se em alimentos altamente proteicos, como peixes, carnes, grãos e derivados do leite. A glutamina é o principal elemento no metabolismo e na manutenção dos músculos, essencial para a síntese de DNA, divisão e desenvolvimento celular, fatores que estimulam o hormônio do crescimento. Protege a mucosa intestinal, principalmente em situação de estresse, úlcera péptica e colite ulcerativa. No cérebro, a glutamina aumenta a energia e transpõe a barreira cerebral (hemato-encefálica) com facilidade.

Em situações de produção insuficiente de glutamina (cirrose, jejum prolongado, perda de peso por aids e câncer), há perda muscular e possível deficiência imunológica. Sua suplementação protege os músculos e previne acidose, que ocorre em exercícios extenuantes e causa perda de massa muscular.

a) **Dosagem** – 2 g 1 hora antes do exercício e 2 g antes de dormir.

b) **Possíveis efeitos colaterais** – Nas doses terapêuticas não há efeitos colaterais descritos.

Saiba mais

82% menos infecções – Em atletas que se exercitam por longos períodos de forma extenuante, como os maratonistas, o nível plasmático de glutamina é reduzido cerca de 20%, tornando-os mais suscetíveis a infecções. A suplementação de 5 g de glutamina em água, logo após exercício e duas horas depois, pode diminuir em até 81% essas ocorrências.

Quatro vezes mais HgH – Glutamina é um eficiente estimulador do hormônio do crescimento (HgH). Segundo estudo realizado na Universidade de Shreveport, na Louisiana, EUA, uma dosagem de 2 g antes de dormir eleva o hormônio do crescimento em até quatro vezes, quando comparado com placebo. Segundo Vicent Giampapa, pesquisador do Instituto Nacional de Pele, em Montclair, New Jersey, 2 g de glutamina são mais potentes que uma combinação de 1 g de arginina, 1 g de ornitina e 1 g de lisina.

L-Glicina (não essencial)

Lembra o gosto da glicose, vindo daí a origem do seu nome. Está envolvido na produção do DNA, fosfolipídios, colágeno e na liberação de energia. Esse aminoácido promove aumento de resistência e força no exercício físico, tanto é que a dimetilglicina (DMG), tão comentada em relação à sua atividade ergogênica, é um elemento intermediário no metabolismo da colina em glicina, e os efeitos atribuídos à DMG são porque esta se converte em glicina.

É bem documentado seu efeito de estimulação do hormônio do crescimento.

a) Dosagem – 500 mg a 5 g.

b) Possíveis efeitos colaterais – Não apresenta toxicidade nas dosagens recomendadas. Porém, não deve ser tomado com o triptofano, pois ambos competem pelo mesmo sítio receptor e tornam-se sem efeito.

Associação de Aminoácidos: um *plus* na potência

Arginina, ornitina, glutamina e lisina são aminoácidos que apresentam efeito sinérgico e podem ser associados, gerando elevação do hormônio do crescimento. Este hormônio estimula a síntese proteica e a insulina, aumentando a entrada desses aminoácidos nos músculos, onde causam importante efeito anabólico.

Estudos realizados no Instituto Internacional de Longevidade, em New Jersey, recomendam usá-los por uma semana, antes de dormir, inicialmente nas doses aqui indicadas. Depois, acrescentar 1 g a cada um por semana, podendo-se chegar até a 5 g de cada. Nesse patamar, esses aminoácidos promovem um aumento de até 20% da concentração do hormônio do crescimento.

a) Dosagem – 2 g de arginina;
2 g de ornitina;
1 g de lisina;
1 g de glutamina.

b) Possíveis efeitos colaterais – Não há. Os 20% de concentração são seguros. Em termos proteicos, equivalem à ingestão de dois ovos.

Saiba mais

Em equilíbrio – O correto é fazer a suplementação com acompanhamento médico, pois aminoácidos requerem determinadas vitaminas e minerais como cofatores para melhorar sua ação e também porque podem causar deficiência em outros aminoácidos. Em alguns casos, para evitar os desequilíbrios, deve-se associar à suplementação um complexo que contenha todos os aminoácidos. O uso de aminoácidos com dieta hiperproteica pode ser lesivo aos rins. O ideal é não consumir muita proteína nessa fase de suplementação.

PROTEÍNA DO SORO (*WHEY PROTEIN*)

É um derivado do leite obtido no processo de fabricação do queijo, quando a nata é separada do leite e, então, incorporada a sorvetes, pães, sopas, fórmulas infantis etc. Encontra-se também na forma de suplementos. Essa proteína fornece ao organismo diversos aminoácidos, tais como leucina, isoleucina e valina (BCAA), necessários para a manutenção do tecido muscular.

a) Dosagem – Entre 30 e 100 g de *whey* por dia, para atletas em treinamento.

b) Possíveis efeitos colaterais – O uso prolongado de altas doses pode causar problemas renais e osteoporose. Por razões óbvias, indivíduos alérgicos ao leite e seus derivados devem evitá-lo.

CREATINA

Forma-se da combinação de três aminoácidos: arginina, glicina e metionina. A creatina ajuda a gerar energia que os nossos músculos necessitam para se movimentar, principalmente com movimentos rápidos e explosivos. É um nutriente encontrado naturalmente no nosso organismo, foi descoberto em 1832 pelo cientista francês Chevreul, mas só no século XX a maioria dos estudos foi publicada.

Entretanto, o enfoque com a performance atlética começou apenas a partir de 1990. A fonte principal de creatina é a proteína animal. Sua suplementação, na forma de monohidrato de creatina, é bem absorvida e tolerada pelo sistema gástrico.

a) Dosagem – Há duas estratégias de suplementação com creatina:

1. Uso de 20 a 30 g por dia, divididas em doses, durante quatro dias. Promove um aumento rápido de creatina nos músculos, o que é ótimo para aumentar a força durante períodos de competição de levantamento de peso e jogo de futebol, por exemplo.

2. Ingestão de 3 a 5 g de monohidrato creatina por dia, se o período de treinamento for mais prolongado, o que determina um aumento mais lento da musculatura. Esse programa é interessante para atletas em treinamento prolongado, como levantadores de peso na fase de pré-competição. Os atletas de resistência podem também se beneficiar do rápido período de recuperação com esse método de utilização da creatina. Ela é mais eficiente quando ingerida nos primeiros 30 minutos após o exercício.

b) Possíveis efeitos colaterais – Pode causar ganho de peso por aumentar quantidades de proteína e água nos músculos. No caso de desconforto gastrointestinal, deve-se espaçar a dosagem ou associá-la com carboidrato de cadeia dupla, como a maltodextrina. Estudos desenvolvidos pelo Dr. Paul Balson, do Instituto Karolinska em Estocolmo, Suécia, um dos maiores *experts* em creatina, afirmam que o único efeito colateral documentado com respeito à suplementação de creatina é o aumento da massa muscular. Isso, quando é respeitado o limite da dose adequada, de até 20 g ao dia por período de um mês ou menos. Em raros casos, com doses maiores, podem ocorrer diarreia e náusea discretas, que desaparecem conforme se reduz a dosagem. Por isso, aconselha-se dividir a ingestão diária a 5 g de cada vez, no máximo.

Saiba mais

Força e velocidade – Cerca de 95% da creatina corpórea é encontrada na musculatura esquelética. Os 5% restantes, em coração, cérebro e testículos. Na sua maioria, é armazenada nos músculos como fosfato de creatina (ATP), que ajuda no aumento da força e na velocidade nos exercícios de alta intensidade e curta duração. Encontra-se rapidamente disponível como fonte de energia para as contrações musculares. Também participa da produção de energia e dos processos de desenvolvimento da musculatura.

Suplementação – Recebemos creatina através da alimentação (proteína animal) ou de suplementos nutricionais. Quando o consumo é inadequado para as necessidades corpóreas, podemos sintetizá-la dos aminoácidos arginina, glicina e metionina no fígado, pâncreas e rins. Promove o aumento da síntese da proteína muscular e participa da formação de poliamina (potente fator de crescimento). Pessoas que não comem carne ou que estejam envolvidas em intensa atividade física ou, ainda, vivendo importante período de estresse, podem se beneficiar com a suplementação de creatina, que promoverá aumento do seu estoque em músculos e nervos.

Estímulo à eficiência – A creatina estimula a eficiência de outros nutrientes, como a proteína da nata e de alguns aminoácidos, como a glutamina. Seus benefícios têm sido comprovados em estudos científicos controlados que enfatizam suas vantagens como ergogênico. Há tanta informação atualmente sobre creatina que justificaria um livro sobre o assunto. Vamos resumir em alguns tópicos sua atuação:

- permite maior estoque de energia muscular;
- eleva resistência e força muscular;
- aumenta a síntese proteica e a massa muscular magra;
- pode ser obtida por meio de suplementos;
- há um limite de estoque corpóreo de creatina. Uma vez ab-

sorvida pelos músculos, dura várias semanas;

• os melhores benefícios são para atletas de modalidades esportivas de movimentos explosivos;

• nas atividades físicas de longa duração, como maratonas, não há evidências científicas de melhora de performance;

• a quantidade de creatina depende da massa muscular da pessoa e da intensidade da atividade física a que ela se dedica;

• apesar da controvérsia gerada pela mídia, não é *doping*, pois é gerada pela alimentação com proteína animal. Para ser classificada como *doping*, todas as carnes deveriam ser incluídas como tal, e isso não é possível. A carne é a melhor fonte de creatina ao nosso alcance.

Ergogênicos

Elevam a oxigenação, facilitam a circulação do sangue nos tecidos, têm ação antioxidante, permitem maior rendimento nos treinos, melhoram a contração e reduzem a fadiga muscular.

OCTACOSANOL

É derivado do germe de trigo. Melhora a utilização do oxigênio. No exercício intenso com o aumento do processo oxidativo, o octacosanol tem ação antioxidante e reduz a fadiga muscular.

a) Dosagem – 1.000 mcg a 5.000 mcg ao dia.

b) Possíveis efeitos colaterais – Não há.

TRIGLICÉRIDES DE CADEIA MÉDIA (TCM)

Como o próprio nome diz, apresentam cadeia de ácidos graxos menor do que os outros ácidos graxos presentes nas gorduras e óleos. Enquanto os outros geram 9 cal/grama, os triglicérides de cadeia média geram 8,3 cal/grama. Encontram-se especialmente no óleo de coco e na manteiga. Como são mais rapidamente absorvidos e transformados em energia, costumam ser usados para aumentar a performance atlética.

a) Dosagem – Ainda não está definida a dose correta de suplementação.

b) **Possíveis efeitos colaterais** – Ao contrário do que muitos afirmam, não causa problemas cardiovasculares.

Saiba mais

O óleo de coco é a mais rica fonte natural de TCM. Cerca de 2/3 dele são formados por ácidos graxos de cadeia média. Por suas características, triglicérides de cadeia média são especialmente indicados para atletas. Veja:

• são partículas menores e não requerem enzimas especiais para serem usados efetivamente pelo corpo, passando pelas membranas celulares com facilidade;
• são de fácil e rápida digestão, o que diminui a sobrecarga no sistema digestivo;
• vão direto para o fígado, onde se convertem de imediato em energia em vez de serem depositados como gordura;
• estimulam o metabolismo, levando à perda de peso;
• são energia pura para o atleta, liberada com rapidez, o que aumenta a performance;
• de rápida assimilação, melhora a resistência e o desempenho sem ocasionar ganho de peso.

PIRUVATO (ÁCIDO PIRÚVICO)

Antioxidante produzido no organismo durante o metabolismo de carboidratos e proteínas. Existem estudos clínicos mostrando sua eficiência na melhora da performance e da resistência ao exercício, apesar da necessidade de mais evidências para se confirmar o efeito significativo na performance atlética.

a) **Dosagem** – cerca de 30 g ao dia.

b) **Possíveis efeitos colaterais** – Pode causar desconforto abdominal, gases e diarreia quando usado em dosagem excessiva.

Saiba mais

Reduz tecido gorduroso – Promove aumento da taxa metabólica basal, acelerando a redução de tecido gorduroso em obesos. Formado durante o processo digestivo, o piruvato é também encontrado em diversos alimentos, como maçãs vermelhas, queijos, cerveja escura e vinho tinto.

GINSENG COREANO (*PANAX GINSENG*)

Os constituintes ativos do ginseng são os ginsenosídeos, que parecem aumentar energia, diminuir os efeitos do estresse e elevar o desempenho intelectual e físico. Faz parte da medicina japonesa há mais de 2 mil anos, sendo mais indicado para homens e idosos.

a) **Dosagem** – Cerca de 100 a 200 mg ao dia. Normalmente, tomar durante um mês e só voltar a usá-lo após duas semanas.

b) **Possíveis efeitos colaterais** – Pode causar excitabilidade e insônia. Hipertensos devem evitá-lo. O uso prolongado pode induzir alterações no ciclo menstrual.

Saiba mais

Cuidado com a dose – Usar de preferência extrato estandardizado, isto é, que apresente a mesma concentração de princípio ativo por cápsula e garanta a ausência de pesticidas, conservantes ou outros aditivos. O uso de doses maiores é indicado apenas se não for estandardizado.

GINSENG SIBERIANO (*ELEUTHROCOCCUS SENTICOSUS*)

Seu princípio ativo são os eleuteroides. Não é tão popular como o ginseng coreano, apesar de ser usado como preventivo e tônico há mais de 2 mil anos, de acordo com registros da medicina chinesa. Foi bastante estudado por cientistas russos. Há numerosos trabalhos clínicos confirmando sua ação antiestresse e como incrementador da condição atlética e mental, sem os efeitos rebotes dos derivados da cafeína.

a) Dosagem – Cerca de 500 a 600 mg de extrato estandardizado, ou de 2 a 5 g da planta seca ao dia. Usar durante dois meses, com descanso de duas semanas antes de nova série.

b) Possíveis efeitos colaterais – Não são descritas toxicidades ou efeitos colaterais importantes, mas convém não usá-lo antes de dormir, para não perturbar o sono. Pessoas com pressão arterial muito oscilante devem evitá-lo.

Saiba mais

Antioxidante – Por produzir energia e aumentar a resistência, atletas olímpicos russos têm utilizado o Ginseng siberiano com o objetivo de melhorar o rendimento nos treinos. Na Rússia, foi usado em grande quantidade após o acidente de Chernobyl, com o objetivo de atenuar os efeitos da radiação.

Maior oxigenação – Pesquisas mostram que o Ginseng siberiano eleva o aporte de oxigênio aos músculos solicitados durante os exercícios, garantindo ao atleta a manutenção da atividade aeróbica prolongada e na recuperação mais rápida.

GUARANÁ (PAULINEA CUPANA)

Tradicionalmente, os índios da Floresta Amazônica tomam semente amassada de guaraná como bebida medicinal. Seu princípio ativo é a guaranina, similar à cafeína, que promove, no caso do atleta, aumento de energia e resistência, além de efeito diurético e antidiarreico.

Apresenta duas a três vezes mais cafeína do que o chá ou café. A cafeína pode promover efeitos colaterais nos vasos sanguíneos, insônia, ansiedade, palpitações, hiperatividade e maior frequência urinária.

a) **Dosagem** – De 50 a 100 mg por dia.

b) **Possíveis efeitos colaterais** – Taquicardia, perturbação do sono, tremores.

ADENOSINA TRIFOSFATO (ATP)

É conhecida como energia disponível para as células e utilizada na formação de tecidos, em transmissões nervosas, nas secreções glandulares, na circulação sanguínea, digestão e, principalmente, na contração muscular.

Cada célula tem seu próprio suprimento de ATP constantemente reciclado por meio de determinadas reações químicas. Para isso, o organismo usa matéria-prima disponível intra e extracelular.

a) **Dosagem** – uma cápsula duas a três vezes ao dia, nos dias de treino.

b) **Possíveis efeitos colaterais** – Não há.

ÁCIDO FERRÚLICO (*GAMA ORYZANOL*)

É encontrada no germe de arroz e na casca do arroz e do milho. É um componente dos lipídeos dessas substâncias. Tem propriedade antioxidante, protegendo os glóbulos vermelhos e intensificando a eficiência dos glóbulos brancos na defesa contra invasores.

Melhora o desempenho físico e orgânico pelo aumento de aporte sanguíneo celular, diminuindo a fadiga do exercício e dores musculares. Ainda ajuda o desenvolvimento da musculatura, o que aumenta a resistência ao estresse e reduz o colesterol sanguíneo.

Estudo duplo cego, quando pacientes e médicos não sabem do conteúdo do tratamento, mostrou recentemente que sua suplementação aumenta força e massa muscular em levantadores de peso.

a) **Dosagem** – de 200 a 500 mg ao dia.

b) **Possíveis efeitos colaterais** – Não são conhecidos.

Exames especiais

Úteis na avaliação nutricional, contribuem para uma visão geral da saúde de atletas e não atletas.

ATIVIDADE ANTIOXIDANTE NO PLASMA

É possível controlar a ingestão, a absorção e a destruição de antioxidantes em um atleta: basta medi-los no plasma, que é a parte aquosa do sangue.

A medida de vitaminas antioxidantes (vitaminas E, C e betacaroteno) no plasma é feita com métodos quantitativos de cromatografia líquida (originária da separação de substâncias presentes numa mistura, por sua diferença de cor). Esses métodos também podem apontar a quantidade de vitaminas do complexo B, ácido fólico etc. São muito úteis na avaliação nutricional de uma pessoa.

Os resultados do exame permitem ao médico tomar conhecimento da concentração plasmática dos antioxidantes e realizar o controle terapêutico, avaliando a necessidade e a eficácia da suplementação.

ANÁLISE DE AMINOÁCIDOS

É importante para profissionais que se especializam em medicina esportiva e longevidade. Atletas precisam de um nível ótimo de aminoácidos para suportar desempenho máximo, além de rápida recuperação física e reparação de lesões.

Esse tipo de teste permite acesso a informações fundamentais sobre o nível nutricional do indivíduo: quantidade e qualidade de proteína na dieta, distúrbios digestivos, deficiência de vitaminas e minerais (principalmente ácido fólico, B12, B6, zinco e magnésio), disfunção renal e hepática, susceptibilidade ao estresse oxidativo, capacidade de desintoxicação reduzida etc.

Pode ser realizado por coleta de urina de 24 horas, que deve ser a primeira escolha, ou por meio de exame do plasma sanguíneo.

Referências

Artigos

AMES, B.N. DNA damage from micronutrient deficiencies is likely to be a major cause of cancer. *Mutat Res.*, v. 475, n. 1-2, p. 7-20, 2001.

ANTONIO; SANDERS; EHLER et al. Effects of exercise training and amino-acid supplementation on body composition and physical performance in untrained women. *Nutrition*, v. 16, n. 11-12, p.1043-1046, 2000.

BEWAERETS; MOORKENS; ABS. Secretion of growth hormone in patients with chronic fatigue syndrome. *Growth Hormone IGF Res.*, Washington, D.C.: National Library of Medicine,1998. (Supp. B, p. 127-129).

BIOLO; MAGGI; WILLIAMS et al. Increased rates of muscle protein turnover and amino acid transport after resistance exercise in humans. *Am Physiol.*, v. 263, n. 3, part. 1, p. E514-E520, 1995.

BOOTH; GORDON; CARLSON; HAMILTON. Waging war on modern chronic diseases: primary prevention through exercise biology. *J Appl Physiol.*, v. 88, n. 2, p. 774-787, 2000.

BURGOMASTER; HUGHES; HEIGENHAUSER et al. Six sessions of sprint interval training increases muscle oxidative potential andcycle endurance capacity. *J Appl Physiol.*, v. 98, n. 6, p.1985-1990, 2005.

CAPPON; IPP; BRASEL;COPPER. Acute effects of high fats and high glucose meals on the growth hormone response to exercise. *J Clin Endocrinol Metab.*, v. 76, n. 6, p.1418-1422, 1993.

CASABIELL; GUALILLO; POMBO et al. Growth hormone secretagogues: the clinical future. *Horm Res.*, v. 51, n. 3, p. 29-33, National Library of Science,1999. (Suppl.).

CHAWLBIÚSKA-MONETA; KRYSZTOFIAK; ZIEMBA et. al. Threshold increases in plasma growth hormone in relation to plasma catecholamine and blood lactase concentration during progressive exercise in endurance-trained athletes. *Eur J Appl Physiol Occup Physiol.*, v. 73, n. 1-2, p.117-120,1996.

CHEIN; VOGT; TERRY. Clinical experiences using a low-dose, high frequency human growth hormone treatment regimen. *Journal of Advancement in Medicine*, v. 12, n.3, 1999.

CHRISTENSEN; JORGENSEN; MOLLER; ORSKOV. Characterization of growth hormone release in response to external heating. Comparison to exercise induced release. *Acta Endocrinol.*, v. 107, n. 3, p. 295-301, 1984.

COLAO; MARZULLO; SPIEZIA et.al. Effect of growth hormone and insulin like growth factor on prostate diseases: an ultrasonographic and endocrine study in acromegaly, GH deficiency, and healthy subjects. *J. Clinical Endocrinol Metab.*, v. 84, p.1986-1991, 1999.

COLGAN, M. Dr. Colgan's best body supplements: creatine. *All Natural Muscular Development*, v.35, n.3, p. 90-94, 1998.

_____. *Optimum sports nutrition:* Your competitive edge. New York: NY Advanced Research Press, 1993.

CORDIAN; MILLER; EATON et al. Plant-animal subsistence ratios and macronutrient energy estimations in worldwide hunter-gatherer diets. *Am J Clin Nutr.*, v. 71, n. 3, p. 682-692, 2000.

CORPAS; HARMAN; BLACKMAN. Human growth hormone and human aging. *Endocrinol Review*, v.14, n. 1, p. 20-39, National Library of Medicine,1993.

D'COSTA; INGRAM; LENHAM; SONNTAG. The regulation and mechanisms of action of growth hormone and insulin-like growth factor 1 during normal aging. *Journal of Reproductive Fertil.*, v. 46, n. 87, National Library of Science, 1993. (Suppl.)

DI LUIGI; GUIDETTI; NORDIO et al. Acute effect of physical exercise on serum insulin-like growth factor-binding protein 2 and 3 in healthy men: role of exercise linked growth hormone secretion. *Int J Sports Med.*, v. 22, n. 2, p.103-110, 2001.

_____. PIGOZZI et al. Acute amino acid supplementation enhances pituitary responsiveness in athletics. *Med Sci Sports Exerc.*, v. 31, n 12, p.1748-1754, 1999.

EVANS, W. J. Vitamin E, vitamin C, and exercise. *Am J Clin Nutr.*, v. 72, n. 2, p. 647S-652S, 2000. (Suppl.)

_____. J. Exercise, nutrition, and aging. *J Nutr. Nar.*, v. 122, n. 3, p. 796-801, 1992. (Suppl.)

FELSING; BRASEL; COOPER. Effect of low and high intensity exercise on circulating growth hormone in men. *J Clin Endocrinol Metab.*, v. 75, n. 1, p. 157-162, 1992.

GIBALA, M.J. Nutritional supplementation and resistance exercise: what is the evidence for enhanced skeletal muscle hypertrophy? *Can J Appl Physiol.*, v. 25, n. 6, p. 524-535, 2000.

GIBNEY; WALLACE; SPINKS et al. The effects of 10 years of recombinant growth hormone (GH) in adult GH-deficient patients. *J Clin Endocrinol Metab.*, v. 84, p. 2596-2602, 1999.

GORDON; KRAEMER; VOS et al. Effect of acid-base on growth hormone response to acute high-intensity cycle exercise. *J Appl Physiol.*, v. 76, n. 2, p. 821-829, 1994.

GROUSSARD; MOREL; CHEVANNE et al. Free radical scavenging and antioxidant effects of lactate ion: an in vitro study. *J Appl Physiol.*, v. 89, n. 1, p. 169-175, 2000.

HELGERUD; HELGERUD; HOYDAL et al. Aerobic high-intensity intervals improve VO2max more than moderate training. *Medicine & Science in Sports & Exercise*, v. 39, n. 4, p. 665-671.

HENNESSEY; CHROMIAK; DELLAVENTURA et. al. Growth hormone administration and exercise effects on muscle fiber type and diameter in moderately frail older people. *J AM Geriatr.*, v. 49, n. 7, p. 852-858, 2001.

HETLAND; HAARBO; CHRISTIANSEN. Low bone mass and high bone turnover in male long distance runners. *Journal of Clinical Endocrinology & Metabolism*, v. 77, n. 3, p. 770-775, 1993.

HORROCKS; YEO. Health benefits of docosahexaenoic acid. *Pharmacol Res.*, v. 40, n. 3, p. 211-225, 1999.

HUNNINGHAKE; MAKI; KWITEROVICH et al. Incorporation of lean red meat into a national cholesterol education program step I diet: a long-term, randomized clinical trial in free-living persons with hypercholesterolemia. *J Am Coll Nutr.*, v. 19, n. 3, p. 351-360, 2000.

HUREL. Factors associated with regular exercise. *Percept Mot Skills*, v. 84, n. 3, part 1, p. 871-874, 1997.

_____.; KOPPIKER; NEWKIRK et al. Relationship of physical exercise and aging to growth hormone production. *Clin Endocrinol* (Oxf), v. 51, n. 6, p. 687-691, 1999.

JAMIESON; MARRIOTT. Growth hormone: reversing the aging process naturally. *The Methuselah Factor*. East Canaan, Connecticut: SAFE GOODS in conjunction with Longevity News Network, 1997.

JENKINS. Growth hormone and exercise. *Clin Endocrinol* (Oxf), v. 50, n. 6, p. 683-689,1999.

JESPER; ANDERSON; SCHIERLING; SALTIN. Muscles, genes and athletic performance. *Scientific American.*, v. 1, p. 48-55, 2000.

KANALEY; WEATHERUP-DENTES; JAYNES; HARTMAN. Obesity attenuates the growth hormone response to exercise. *J Clin Endocrinol Metabol.*, v. 84, n. 9, p. 3156-3161, 1999.

KASTELLO; SOTHMANN; MURTHY. Young and old subjects for aerobic capacity have similar noradrenergic responses to exercise. *J Appl Physiol.*, v. 74, n. 1, p. 49-54, 1993.

KINDERMANN; SCHNABEL; SCHMITT et al. Catecholamines, growth hormone, cortisol, insulin, and sex hormones in anaerobic and aerobic exercise. *Eur J Appl Physiol Occup Physiol.*, v. 49, n. 3, p. 389-399, 1982.

KOO; HUANG; CAMACHO et al. Immune enhancing effect of a growth hormone secretagogue. *J Immunol.*, v. 166, n. 6, p. 4195-4201, 2001.

KRAEMER; HÄKKINEN; NEWTON et al. Effects of heavy-resistance training on hormonal response patterns in younger vs. older men. *J Appl Physiol.*, v. 87, n. 3, p. 982-992, 1999.

KREIDER. Dietary supplements and the promotion of muscle growth with resistance exercise. *Sports Med.*, v. 27, n. 2, p. 97-110, 1999.

KRZYWKOWSKI; PETERSEN; OSTROWSKI et al.Effects of glutamine supplementation on exercise-induced changes in lymphocyte function. *Am J Physiol Cell Physiol.*, v. 281, n. 4, p. C1259-C1265, 2001.

LANZI; LUZI; CAUMO et al. Elevated insulin levels contribute to the reduced growth hormone (GH) response to GH-releasing hormone in obese subjects. *Metabolism*, v. 48, n. 9, p. 1152-1156, 1999.

LAUGHLIN; WOODMAN; SCHRAGE et.al. Interval enhances endothelial function in some arteries. *L Appl Physiol.*, v. 96, n. 1, p. 233-244, 2004.

LEACH, R. E. Aging and physical activity. *Orthopade*, v. 29, n. 11, p. 936-940, 2000.

LEE; HSIEH; PAFFENBARGER. Exercise intensity and longevity in men. *The Harvard Alumni Health Study*, JAMA v. 273, n. 15, p. 1179-1184, 1995.

_____; SESSO; OGUMA; PAFFENBARGER. Relative intensity of physical activity and risk of coronary heart disease. *Circulation*, v. 107, n. 8, p. 1110-1166, 2003.

_____; PAFFENBARGER. Physical activity and coronary heart disease risk in men: does the duration of exercise episodes predict risk? *Circulation*, v. 102, n. 9, p. 981-986, 2000.

LEMURA; VON DUVILLARD; MOOKERJEE. The effects of physical training on functional capacity in adults. Ages 46 to 90: a meta--analysis. *J Sports Med Phy Fitness*, v. 40, n. 1, p. 1-10, 2000.

LIDSAY; HAWLEY; MYBURGH et al. Improved athletic performance in highly trained cyclist after interval training. *Medicine & Science Sports & Exercise*, v. 28, n. 11, p. 1427-1434, 1996.

LIEBERMAN; HOFFMAN. The somatopause: should growth hormone deficiency in older people be treated? *Clinical Geriatric Medicine*, v. 13, n. 4, p. 671-684, 1997.

LIU; BERGHOLM; MÄKIMATTILA et al. A marathon run increases the susceptibility of LDL to oxidation in vitro and modifies plasma antioxidants. *Am J Phisiol Endocrinol Metab.*, v. 276, n. 6, part 1, 1999.

MARCELL; TAAFE; HAWKINS et al. Oral arginine does not stimulate basal or augment exercise-induced GH secretion in either young or old adults. *Journal of Gerontology*. A Bio Sci Med Sci., v. 54, n. 8, p. M395-M399, 1999.

MARHARAM; BAUMAN; KALMAN et al. Masters athletes: factors affecting performance. *Sports Med.*, v. 28, n. 4, p. 273-285, 1999.

MAXWELL; V.HO; Q.LE et al. L-arginine enhances aerobic exercise capacity in association with augmented nitric oxide production. *Journal of Applied Physiology; Heart and Circulatory Physiology*, v. 90, n. 4, p. 933-938, 2001.

MEDBO; BURGERS. Effect of training on the anaerobic capacity. *Med Sci Sports Exerc.*, v. 22, n. 4, p. 501-507, 1990.

MEIRLEIR; NAAKTGEBOREN; VAN STEIRTEGHEM et al. Beta--endorphin and ACTH levels in peripheral blood during and after aerobic and anaerobic exercise. *Eur J Appl Physiol Occup Physiol.*, v. 55, n. 1, p. 5-8, 1986.

MÖHLENKAMPS; LEHMANN; BREUCKMANN et al. Running: the risk of coronary events: prevalence and prognostic relevance of coronary atherosclerosis in marathon runners. *Eur Heart J.*, v. 29, n.15, p.1903-1910, 2008.

MOMANY; BOWERS; REYNOLDS et al. Design, synthesis, and biological activity of peptides which release growth hormone in vitro. *Endocrinology*, v. 108, n. 1, p. 31-39, 1981.

MUJIKA; PADILHA; IBANEZ et al. Creatine supplementation and sprint performance in soccer. *Med Sci Sports Exerc.*, v. 32, n. 2, p. 518-525, 2000.

NEILAN; JANUZZI; LEE-LEWANDROWSKI et al. Myocardial injury and ventricular dysfunction related to training levels among nonelite participants in the Boston Marathon. *Circulation*, v. 114, n. 22, p. 2325-2333, 2006.

NEVILL; HOLMYARD; ALLSOP et al. Growth hormone responses to treadmill sprinting in sprint- and endurance trained athletes. *Eur J Appl Physiol Occup Physiol.*, v. 72a, n. 5-6, p. 460-467, 1996.

NICKLAS; RYAN; TREUTH et al. Testosterone, growth hormone and IGF-1 responses to acute and chronic resistive exercise in man aged 55-70 years. *Int Journal Sports Medicine*, v. 16, n. 7, p. 445-450, National Library of Science, 1995.

PANON; RATHMACHER; BAIER et al. Nutritional supplementation of the leucine metabolite beta-hydroxy-beta-methylbutyrate (hmb) during resistance training. *Nutrition*, v. 16, n. 9, p. 734-739, 2000.

PARISE; YARASHESKI. The utility of resistance training and amino acid supplementation for reversing age-associated decrements in muscle protein mass and function. *Curr Opin Clin Nutr Metab Care*, v. 3, n. 6, p. 489-495, 2000.

PETZKE; ELSNER; PROLL et al. Long-term high protein intake does not increase oxidative stress rats. *J Nutr.*, v. 130, n. 12, p. 2889-2896, 2000.

PEYREIGNE; BOUIX; FÉDOU; MERCIER. Effect of hydration on exercise-induced growth hormone. *Eur Endocrinol.*, v. 145, n. 4, p. 445-450, 2001.

PFEIFER; VERHOVEC; ZIZEK et al. Growth hormone treatment reverses early atherosclerotic changes in GH deficient adults. *J Clin Endocrinol Metab.*, v. 84, p. 453-457,1999.

PRAET; JONKERS; SCHEP et al. Type 2 diabetes patients respond well to interval training. *European Journal of Endocrinology*, v. 158, n. 2, p. 163-172, 2008.

PRITZLAFF; WIDEMAN; ABBOTT et al. Catecholamine release growth hormone secretion, and energy expenditure during exercise vs. recovery in men. *J Appl Physiol.*, v. 89, n. 3, p. 937-946, 2000.

_____. Impact of acute exercise intensity on pulsatile growth hormone release in men. *J Appl Physiol.*, v. 87, n. 2, p. 498-504, 2000.

RASMUSSEN; TIPTON; MILLER et al. An oral essential amino acid-carbohydrate supplement enhances muscle protein anabolism after resistance exercise. *J Appl Physiol.*, v. 88, n. 2, p. 386-392, 2000.

RENNIE, M. J. Grandad it ain't what you eat, it depends when you eat it-that's how muscles grow. *J Physiol.*, v.15, n. 535, part 1, p. 2, 2001.

RODRIGUEZ-ARNAO; JABBAR; FULCHER et al. Effects of growth hormone replacement on physical performance and body composition in GH deficient adults. *Clin Endocrinol.* (Oxf), v. 51, n. 1, p. 53-60, 1999.

ROEMMICH; ROGOL. Exercise and growth hormone: does one affect the other? *J Pediatr.*, v. 131, n. 1, part 2, p. 5S75-5S80, 1997.

RONDÓ Jr, Wilson. *O atleta do século XXI*. São Paulo: Gaia, 2000.

RUDMAN; FELLER; NAGRAJ et.al. Effects of human growth hormone in men over 60 years old. *New England Journal of Medicine*, v. 323, n. 1, 1990.

SIEGEL; STECC; LIPINSKA et al. Effect of marathon running of inflammatory and hemostatic markers. *Amer Jour Card.*, v. 88, n. 8, p. 918-920, 2001.

STOKES; NEVILL; HALL; LAKOMY. The time course of the hman growth hormone response to a 6 s and a 30 s cycle ergometer sprint. *J Sport Sci.*, v. 20, n. 6, p. 487-494, 2002.

STONE; SANBORN; SMITH et al. Effects of in-season (5-weeks) creatine and pyruvate supplements on anaerobic performance and body composition in American football players. *Int J Sport Nutr.*, v. 9, n. 2, p. 146-165,1999.

SULTON; LAZARUS. Growth hormone in exercise: comparison of physiological and pharmalogical stimuli. *J Appl Physiol.*, v. 41, n. 4, p. 523-527, 1976.

SUMINSKI; ROBERTSON; GOSS et al. Acute effect of amino acid ingestion and resistance exercise on plasma growth hormone concentration in young men. *Int Journal Sports Nutrition*, v.7, n. 1, p. 48-60,1997.

TABATA; NISHIMURA; KAUZAKI et al. Effects of moderate-intensity endurance and high intensity intermittent training on anaerobic capacity and VO2max. *Med Sci Sports Exerc.*, v. 28, n. 10, p.1327-1330, 1996.

TALANIAN; GALLOWAY; HEIGENHAUSER et al. Two weeks of high-intensity interval training increases the capacity for fat oxidation during exercise in women. *J Appl Physiol.*, v. 102, n. 4, p.1439-1447, 2007.

TIJONNA; LEE; ROGNMO et al. *Aerobic interval training versus continuous moderate intensity exercise as a treatment for the metabolic syndrome circulation*, v.118, p. 346-354. Originally published online, Jul 7, 2008.

TOOGOOD; SHALET. Aging and growth hormone. *Baillieres Clinical Endocrinology Metabolism*, v. 12, n. 2, p. 281-296, National Library of Science, 1996.

_____; O'NEIL; SHALET. Beyond the somatopause: growth hormone deficiency in adults over the age of 60 years. *J Clin Endocrinol Metab.*, v. 81, n. 2, p. 460-465,National Library os Science, 1996.

TRAPPE, HARBER et al. Single muscle fiber adaptations with marathon training. *J Appl Physiol.*, v. 101, p. 721-727, 2006.

TREMBLAY; SIMONEAU; BOUCHARD. Impact of exercise intensity on body fatness and skeletal muscle metabolism. *Metabolism*, v. 43, n. 7, p. 814-818, 1994.

VAN BUUL-OFFERS; KOOIJMAN. The role of growth hormone and insulin-like growth factors in the immune system. *Cell Mol Life Science*, v. 54, n. 10, p,1083-1094, National Library of Science, 1998.

VANCE. Nutrition body composition, physical activity and growth hormone secretion. *J Pediatr Endocrinol Metab.*, v. 9, n. 3, p. 299-301, 1996. (Suppl.)

VANHELDER; CASEY; RADOMSKI. Regulation of growth hormone during exercise by oxygen demand and availability. *Eur J Appl Physiol Occup Physiol.*, v. 56, n. 6, p. 628-632,1987.

_____; GOODE; RADOMSKI. Effects of anaerobic and aerobic exercise of equal duration and work expenditure on plasma growth hormone levels. *Eur J Appl Physiol Occup Physiol.*, v. 52, n. 3, p. 255-257, 1984.

_____; RADOMSKI; GOODE; CASEY. Hormonal and metabolic response to three types of exercise of equal duration and external work output. *Eur J Appl Physiol.*, v. 54, n. 4, p. 337-342, 1985.

_____. Growth hormone responses during intermittent weightlifting exercise in men. *Eur J Appl Physiol Occup Physiol.*, v. 53, n. 1, p. 31-34,1984.

VENKATRAMAN; LEDDY; PENDERGAST. Dietary fats and immune status in athletes: clinical implications. *Med Sci Sports Exer.*, v. 32, n. 7, p. S389-S395, 2000. (Suppl.)

VIGAS; CELKO; KOSKA. Role of body temperature in exercise-induced growth hormone and prolactin release in non-trained and physically fit subjects. *Endocr Regul.*,v. 34, n. 4, p.175-180, 2000.

WEIDER RESEARCH GROUP. Creatine: the science behind bodybuilding's most popular supplement. *Muscle & Fitness*, p. 146-148, 1998.

WELTMAN, A; WELTMAN, J.Y.; WOMACK et al.Exercise training decreases the growth hormone (GH) response to acute constant--load exercise. *Med Sci Sports Exer.*, v. 29, n. 5, p. 660-676.

WELTMAN; PRITZLAFF; WIDEMAN et al. Exercise-dependent growth hormone release is linked to markers of heightened central adrenergic outflow. 2000. *J Appl Physiol.*, v. 89, n. 2, p. 629-635, 2000.

WIDEMAN; SHAH; STORY et al. Effects of gender on exercise--induced growth hormone release. *J Appl Physiol.*, v. 87, n. 3, p. 1154-1162.

____; HARTMAN; VELDHUIS et al. Growth hormone Release during acute and chronic aerobic and resistance exercise: recent findings. *Sports Med.*, v. 32, n. 15, p. 987-1004, 2002.

____; WELTMAN, J.Y.; PATRIE et al. Sygergy of L-arginine and GHRP-2 stimulation of growth hormone in men and women: modulation by exercise. *Applied Journal of Physiology*, v.279, n. 4, p. R1467-R1477, 2000.

WILLIAMS, P. Relationships of heart disease risk factors to exercise quantity and intensity. *Arch Intern Med.*, v.158, n. 3, p. 237-245, 1998.

WINER; SHAW; BAUMANN. Basal plasma growth hormone levels in man: new evidence for rhythmicity of growth hormone secretion. *J Clinical Endocrinology Metabolism*, v. 70, n. 6, p.1678-1686, 1990.

Documentos

NATIONAL CENTER FOR HEALTH STATISTICS. *Physical activity and health:* a report of the surgeon general, July 11, 1996.

Livros

ANDRICH, V. Sports Supplement Review. 3rd issue. *Mile High Publishing*, 2001.

FRANK, B. *Forever young:* 100 age-erasing techniques. New York, NY: Harper Collins, 2003.

SEARS, Al. *The doctor's heart cure:* beyond the modern myths of diet and exercise. Dragon Door Publications, Inc., 2004.

Do mesmo autor

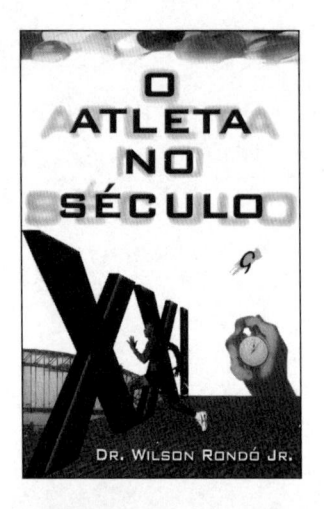

O atleta no século XXI
ISBN 85-85351-82-9

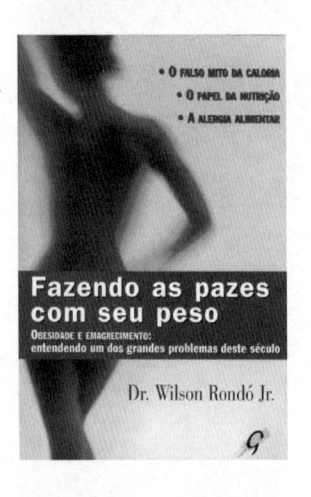

Fazendo as pazes com seu peso
ISBN 85-85351-73-X

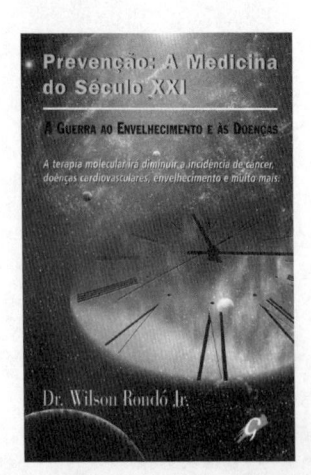

Prevenção: a medicina do século XXI
ISBN 85-85351-80-2

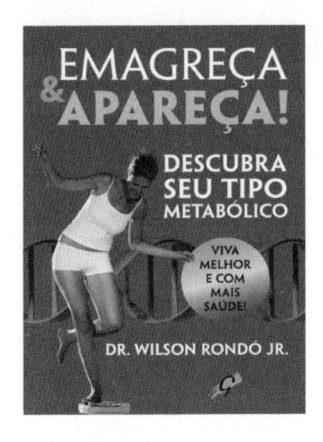

Emagreça & apareça! Descubra seu tipo metabólico
ISBN 978-85-7555-155-4

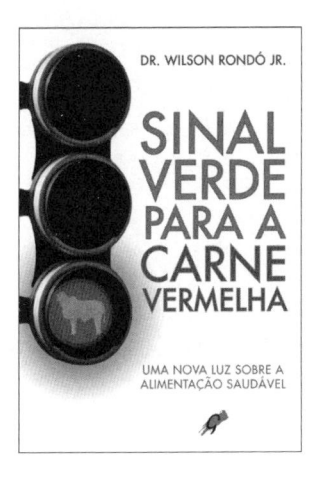

Sinal verde para a carne vermelha
ISBN 978-85-7555-254-4

Conheça mais sobre os livros e a medicina ortomolecular e nutrologia no *site* do autor: www.drrondo.com.

Curta a página do Facebook: https://www.facebook.com/DrRondo e fique por dentro de valiosas dicas de alimentação e saúde.

Inscreva-se para receber gratuitamente o *e-letter* de saúde, com informações sobre os benefícios e as novidades que a medicina oferece.

Impressão e Acabamento
assahi
gráfica e editora ltda.